Thomas Semmel

ABC – Die Beurteilung von Notfallpatienten

W0055818

Thomas Semmel

# ABC – Die Beurteilung von Notfallpatienten

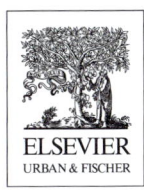

URBAN & FISCHER

München · Jena

**Zuschriften und Kritik an:**
Elsevier GmbH, Urban & Fischer Verlag, Karlstraße 45, 80333 München,
pflege@elsevier.de

**Wichtiger Hinweis für den Benutzer**
Die Erkenntnisse in der Medizin unterliegen laufendem Wandel durch Forschung
und klinische Erfahrungen. Herausgeber und Autoren dieses Werkes haben große
Sorgfalt darauf verwendet, dass die in diesem Werk gemachten therapeutischen An-
gaben dem derzeitigen Wissensstand entsprechen. Das entbindet den Nutzer dieses
Werkes aber nicht von der Verpflichtung, anhand weiterer schriftlicher Informa-
tionsquellen zu überprüfen, ob die dort gemachten Angaben von denen in diesem
Buch abweichen und seine Verordnung in eigener Verantwortung zu treffen.

**Bibliografische Information der Deutschen Nationalbibliothek**
Die Deutsche Nationalbibliothek verzeichnet diese Publikation in der Deutschen
Nationalbibliografie; detaillierte bibliografische Daten sind im Internet über http://
dnb.d-nb.de abrufbar.

Um den Textfluss nicht zu stören, wurde bei Patienten und Berufsbezeichnungen die
grammatikalisch maskuline Form gewählt. Selbstverständlich sind in diesen Fällen
immer Frauen und Männer gemeint.

Planung: Heiko Krabbe, München
Lektorat: Ingrid Stöger, München
Herstellung: Kerstin Wilk, Leipzig
Satz: Kösel, Krugzell
Druck und Bindung: MKT print d.d., Ljubljana
Umschlaggestaltung: SpieszDesign, Büro für Gestaltung, Neu-Ulm
Titelfotografie: GraphikBureau, Belm, Kronsgaard


Printed in Slovenia
ISBN 978-3-437-48560-2

Aktuelle Informationen finden Sie im Internet unter **www.elsevier.de** und
**www.elsevier.com**

# Geleitwort

Schon lange wird in der Medizin nach dem idealen diagnostischen Hilfsmittel gesucht. Es soll nach Möglichkeit schnell und überall verfügbar, empfindlich und treffsicher sein und dem Untersucher einen möglichst schnellen und umfassenden Eindruck von dem Notfallpatienten verschaffen. Rasche technologische Entwicklungen haben es möglich gemacht, uns hervorragende Geräte zum Erfassen und Überwachen einzelner Vitalfunktionen zur Verfügung zu stellen. Diese sind, mit gutem Recht, aus der heutigen akutmedizinischen Versorgung nicht mehr wegzudenken. Die Gefahr in der Anwendung solcher Geräte besteht aber darin, sich rasch in einer falschen Sicherheit zu wiegen und sich ausschließlich an apparativen Befunden in der Diagnosestellung zu orientieren. Oft sind sich die Anwender möglicher Fehlerquellen des Gerätes nicht bewusst und vertrauen zu sehr auf apparativ erhobene Zahlen und Messwerte ohne das offensichtliche Befinden des Patienten in ihre diagnostischen Überlegungen mit einzubeziehen. Dabei wird vergessen, dass die Anamnese, wie auch die körperliche Untersuchung nach wie vor der Grundstein einer jeden medizinischen Behandlung sind. Die menschlichen Sinne stellen das empfindlichste, universell verfügbare Untersuchungsinstrument in der Medizin und insbesondere der Notfallmedizin dar. Nur der Untersucher hat, was kein Medizingerät kann, nämlich die Fähigkeit eine Vielzahl verschiedener Befunde zu erfassen und diese gemeinsam mit vom Patienten erhaltenen Informationen zum Gesamtbild der Diagnose zusammenzuführen. Das Wissen um die sichere Erhebung von Untersuchungsbefunden und das Erkennen typischer Symptome, also das Verstehen der Sprache des erkrankten oder verletzten Körpers, sind die Kernkompetenz, die ein medizinisch Tätiger erlernen muss. Dieses Buch stellt den Patienten mit seinen Symptomen in den Vordergrund. Die in diesem Buch vermittelte, klare und systematische Untersuchungsstrategie mit Darstellung typischer Befunde, wird dem Lernenden, wie auch dem schon Erfahrenen, eine große Hilfe in der Festigung seiner Untersuchungsstrategie sein und so dazu beitragen im Sinne des Patienten dessen Zustand wie auch Gefährdungsgrad richtig einzuschätzen um so den Weg zur richtigen Behandlung zu finden. Ich zolle daher der Idee dieses Buches und ihrer Umsetzung großen Beifall und wünsche ihm viel Erfolg.

Dr. med. Stefan Schüßler, FESC
Internist/Kardiologe/Notfallmediziner
Stv. Chefarzt der Medizinischen Klinik I für Kardiologie und Intensivmedizin der MTK Klinik Bad Soden

# Bildnachweis

| | |
|---|---|
| Abb. 1.2 | Pflege heute, 4. A., Elsevier GmbH, Urban & Fischer Verlag, München, 2007 |
| Abb. 1.4 | Ralf Hettler, Aschaffenburg |
| Abb. 1.5 | MEV Verlag GmbH, Augsburg |
| Abb. 2.7, 2.9, 5.3 – 5.5, 5.7, 7.2 – 7.11 | Frank Flake: Arbeitstechniken Rettungsdienst, Elsevier GmbH, Urban & Fischer Verlag, München, 2008. |
| Abb. 5.1, 6.4 | Dietmar Kühn, Jürgen Luxem, Klaus Runggaldier: Rettungsdienst heute, 4. A., Elsevier GmbH, Urban & Fischer Verlag, München, 2007 |

Alle anderen Abbildungen sind vom Autor.

# Inhaltsverzeichnis

# Einführung

Schon vor ungefähr 30 Jahren wurde Rettungsfachpersonal in Amerika in der Beurteilung von Notfallpatienten nach dem ABC-Schema geschult. Nancy L. Caroline, eine Pionierin der präklinischen Notfallmedizin, beschreibt dieses Vorgehen im ersten Lehrbuch für amerikanisches Rettungsfachpersonal „Emergency Care in the Streets" aus dem Jahr 1979. Seitdem findet diese systematische Beurteilung von Notfallpatienten international Anwendung. Wie wichtig dieses zügige und systematische Vorgehen bei Notfallpatienten ist, habe ich als Teilnehmer an international zertifizierten Kursen wie dem Advanced Life Support-Kurs des European Resuscitation Council und dem ITLS Advanced-Kurs von International Trauma Life Support Germany e.V. gelernt. In beiden Kursen wird die Beurteilung von Notfallpatienten nach dem ABC-Schema gelehrt. Die systematische Beurteilung von Notfallpatienten stellt den Grundstein der Notfallversorgung dar. Um mein Wissen hierüber weiter zu vertiefen suchte ich nach entsprechender deutschsprachiger Literatur. Befriedigende Ergebnisse brachte die Suche jedoch nicht. Fündig wurde ich letztendlich in der englischsprachigen Literatur, die der Beurteilung von Notfallpatienten großen Stellenwert einräumt. Das vorliegende Buch möchte Rettungsfachpersonal und Notärzten, aber auch Klinikpersonal und First-Respondern die Vorteile eines zügigen und systematischen Vorgehen zur Beurteilung von Notfallpatienten näher bringen und somit das Erkennen und Behandeln instabiler Patienten verbessern helfen. Einigen ist sicherlich das Vorgehen nach dem ABCDE-Schema bekannt. Die Buchstaben D und E beurteilen den neurologischen Status des Patienten und beinhalten die Untersuchung des komplett entkleideten Patienten. Diese beiden Untersuchungsschritte schließen sich beim Vorgehen nach dem ABC-Schema an die schnelle Untersuchung des Patienten an. Die ersten drei Schritte der Beurteilung – A, B und C – stellen die absolut lebensnotwendigen Funktionen des menschlichen Körpers dar, nämlich Atemweg, Atmung und Kreislauffunktion. Rettungsfachpersonal und Notarzt verwenden viele technische Geräte zur Diagnostik, Behandlung und Überwachung. Gerade in der Phase der initialen Beurteilung und Behandlung von Notfallpatienten sind diese Geräte aber häufig nicht erforderlich. Vielmehr können sie die notwendige Behandlung verzögern. Die initiale Beurteilung eines Notfallpatienten nach dem ABC-Schema hilft lebensbedrohliche Situationen schnell zu erkennen und zu behandeln. Hierzu sind lediglich die Sinne (Sehen, Hören und Fühlen) des Helfers erforderlich. Zur Beurteilung von Notfallpatienten gehören mehrere Komponenten, denen jeweils ein eigenes Kapitel in diesem Buch gewidmet ist. Die nachfolgende Beschreibung bietet Ihnen einen Überblick über den Aufbau des Buches.

## Beurteilung der Einsatzstelle

Von Einsatzstellen können die unterschiedlichsten Gefahren für das Einsatzpersonal, den Patienten und umstehende Personen ausgehen. Die Sicherheit des eingesetzten Personals muss an erster Stelle stehen. Erst wenn eine Einsatzstelle als sicher eingestuft wird, hat das Einsatzpersonal die Möglichkeit sich um Patienten und Umstehende zu kümmern. Andernfalls müssen entsprechende Maßnahmen zur Sicherung der Einsatzstelle eingeleitet werden. Kann dies das Einsatzpersonal nicht leisten, ist die Nachforderung von Spezialkräften (z. B. Polizei, Feuerwehr, etc.) erforderlich. Nach Sicherung der Einsatzstelle ist bei Traumapatienten der Verletzungsmechanismus bzw. bei Nicht-Traumapatienten die Art der Erkrankung zu ermitteln. In dieser Phase muss auch die Anzahl der Patienten ermittelt werden, um bei einer Mehrzahl von Patienten frühzeitig weitere Rettungsmittel anzufordern.

## ABC – Die initiale Beurteilung

Die initiale Beurteilung des Notfallpatienten ist ein systematisches Vorgehen zur schnellen Ermittlung und Behandlung von lebensbedrohlichen Zuständen. Schon der erste Eindruck den das eingesetzte Personal vom Patienten erhält, kann einen Hinweis auf notwendige Maßnahmen geben. Deshalb ist es sinnvoll, den Patient nach dem ABC-Schema zu beurteilen. So werden die lebenswichtigen Funktionen in der richtigen Reihenfolge überprüft und vorliegende Störungen können sofort behandelt werden. Dieses Vorgehen ist für Traumapatienten und Nicht-Traumapatienten identisch, der Patient kann dabei schneller als stabil oder instabil eingestuft werden.

## Die schnelle Traumauntersuchung

Erst nach der Beurteilung der Einsatzstelle und der initialen Beurteilung des Notfallpatienten ist eine Differenzierung des weiteren Vorgehens sinnvoll. Instabile Traumapatienten müssen so schnell wie möglich einer definitiven Versorgung in einer geeigneten Klinik zugeführt werden. Die Entscheidung zu einer schnellen Untersuchung von Traumapatienten wird anhand des Verletzungsmechanismus gefällt. Signifikante Verletzungsmechanismen wie z. B. ein Sturz aus großer Höhe, erfordern eine schnelle Untersuchung des Traumapatienten. Hierzu wird systematisch von Kopf nach Fuß vorgegangen. Ist der Patient während der initialen Beurteilung stabil und der Verletzungsmechanismus nicht signifikant, reicht es aus, die verletzte Körperregion zu untersuchen. In beiden Fällen soll, sofern möglich, eine Kurzanamnese durchgeführt werden. Im Anschluss daran werden die Vitalzeichen (Atemfrequenz, Pulsfrequenz, Blutdruck, etc.) exakt erhoben und dokumentiert.

## Untersuchung von Nicht-Traumapatienten

Bei Nicht-Traumapatienten entscheidet der Bewusstseinsgrad über das weitere Vorgehen. Nicht ansprechbare Patienten müssen, wie der Traumapatient mit signifikantem Verletzungsmechanismus, schnell von Kopf nach Fuß untersucht werden. Ansprechbare Patienten werden auf ihre momentanen Beschwerden hin untersucht. Patienten mit Schmerzen werden nach der betroffenen Region, dem Beginn der Schmerzen, eventueller Schmerzausstrahlung und der Stärke der Schmerzen befragt. Eine Kurzanamnese mittels SAMPLE liefert in dieser Situation die wichtigsten anamnestischen Informationen. Danach werden die Vitalzeichen (Atemfrequenz, Pulsfrequenz, Blutdruck, etc.) ermittelt und dokumentiert.

## Vitalzeichen und regelmäßige Verlaufskontrolle

Vitalzeichen sind das, wonach sie benannt sind – lebenswichtig. Während sie bei der ersten Beurteilung nur abgeschätzt werden, müssen sie nach Beendigung der schnellen Untersuchung exakt erhoben werden. Einmal erhobene Vitalzeichen spiegeln aber nur eine Momentaufnahme des Patienten wider. Um einen aussagekräftigen Verlauf zu dokumentieren ist es wichtig die Vitalzeichen bei instabilen Patienten alle 5 Minuten und bei stabilen Patienten alle 15 Minuten zu erheben. Die lebenswichtigen Funktionen Atemweg, Atmung und Kreislauf müssen immer wieder beurteilt werden, wenn sich z. B. der Zustand des Patienten verändert oder wenn Maßnahmen am Patienten durchgeführt wurden.

Trotzdem dieses Buch großen Wert auf den Einsatz der Sinne des Helfers legt, kommen die Geräte zur Diagnostik, Behandlung und Überwachung dabei nicht zu kurz. So werden EKG, Pulsoximetrie und Kapnographie besprochen. Abgerundet wird jedes Kapitel durch eine Fragensammlung, deren kommentierte Lösungen am Ende des Buches zu finden sind. Die Antworten sind bewusst ausführlich gehalten, damit man auch mit diesem Teil allein sein Wissen überprüfen kann.

Die Beurteilung eines Patienten nach dem ABC-Schema ist eine internationale Vorgehensweise, somit ist die Verwendung einiger, weniger englischer Begriffe unerlässlich. Viele Begriffe werden aber im Glossar übersetzt bzw. erklärt.

Mein Dank gilt Ingrid Stoeger und Heiko Krabbe vom Elsevier Verlag, die an meine Idee geglaubt und geholfen haben, dieses Buch zu realisieren. Dank gilt auch Frank Flake für seine guten Ratschläge. Bedanken möchte ich mich natürlich auch bei meinen Fotomodellen, Nicole Grün, Christian Häfner und Jan Hempfling. Zu guter letzt möchte ich mich noch bei meiner

Familie bedanken, die es mir erlaubt hat mir die Zeit für dieses Buch zu nehmen.

Gründau, im April 2008                                        Thomas Semmel

# Sicher ist sicher – die Beurteilung der Einsatzstelle

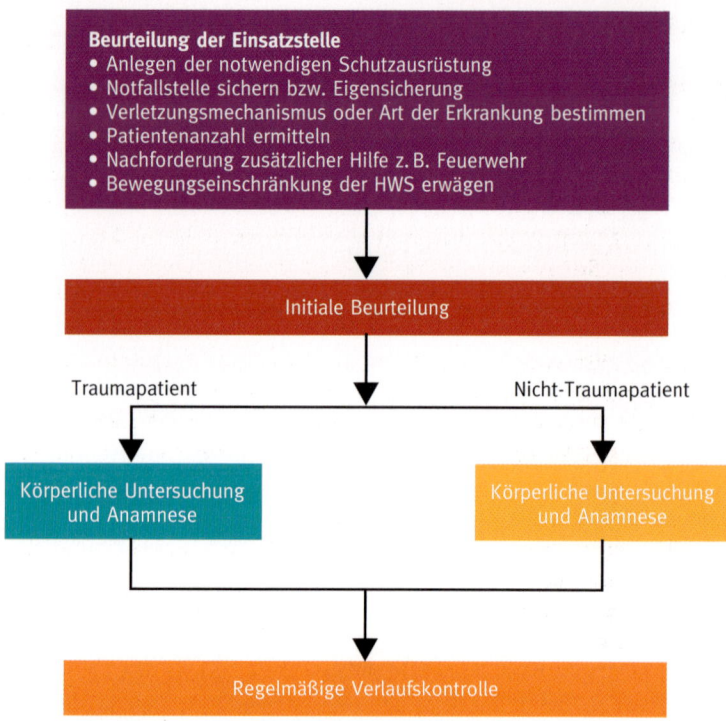

**Beurteilung der Einsatzstelle**
- Anlegen der notwendigen Schutzausrüstung
- Notfallstelle sichern bzw. Eigensicherung
- Verletzungsmechanismus oder Art der Erkrankung bestimmen
- Patientenanzahl ermitteln
- Nachforderung zusätzlicher Hilfe z. B. Feuerwehr
- Bewegungseinschränkung der HWS erwägen

Initiale Beurteilung

Traumapatient        Nicht-Traumapatient

Körperliche Untersuchung und Anamnese

Körperliche Untersuchung und Anamnese

Regelmäßige Verlaufskontrolle

**Abb. 1.1:** Algorithmus Beurteilung der Einsatzstelle

## Lernziele

Nach Durcharbeiten des Kapitels kennen Sie
- die unterschiedlichen Gefahren an Einsatzstellen
- die notwendige persönliche Schutzausrüstung im Notfalleinsatz
- die Notwendigkeit Verletzungsmechanismen bzw. die Art einer Erkrankung zu beurteilen

## Fallbeispiel

Ein Rettungswagen wird zu einem häuslichen Unfall alarmiert. Die Einsatzstelle liegt in einer Neubausiedlung. Als der Rettungswagen in die Straße einbiegt, erkennt das Team in ca. 200 Meter Entfernung einen winkenden Mann. An der Einsatzstelle eingetroffen nimmt das Team das notwendige Equipment aus dem Fahrzeug. Der Mann berichtet währenddessen, dass sein Arbeitskollege im Badezimmer mit Elektroarbeiten beschäftigt war. Nun liege er neben seiner Leiter auf dem Boden und reagiere nicht auf Ansprache. Das Team begibt sich zum Badezimmer. Von der Tür aus kann man einen Mann auf dem Rücken liegen sehen. Neben dem Mann liegt eine umgestürzte Haushaltsleiter und ein Stromkabel. Der Teamführer spricht den Mann laut an und erhält darauf keine Reaktion. Auf Anweisung des Teamführers entfernt der zweite Rettungsassistent zusammen mit dem Kollegen des Mannes die Sicherungen und sichert diese gegen Wiedereinschalten. Danach wird der Notarzt nachgefordert. Erst nachdem das Badezimmer stromlos ist, tritt das Rettungsteam an den Patienten heran. Da der Verdacht eines Stromschlags mit nachfolgendem Sturz von der Leiter nahe liegt, übernimmt der Teamführer die initiale Beurteilung des Patienten nach dem ABC-Schema. Sein Kollege hält den Kopf des Patienten zum Schutz der Halswirbelsäule in Neutralposition und öffnet durch Anwendung des modifizierten Esmarch-Handgriffs den Atemweg. Der Atemweg ist frei, die Atmung ausreichend tief, aber beschleunigt. Der Patient wird umgehend mit hoch dosiertem Sauerstoff (10 – 15 l/min) versorgt. Der Puls ist am Handgelenk (Radialispuls) tastbar und arrhythmisch. Die Haut des Patienten ist blass und kühl. Die schnelle Traumauntersuchung von Kopf nach Fuß ergibt keinen Hinweis auf schwerere Verletzungen. Die Erhebung der Vitalzeichen ergibt:

- Atemfrequenz 25/min
- Pulsfrequenz 100/min arrhythmisch
- Blutdruck 95/50 mmHg.

Das Rettungsteam schränkt die Bewegung des Patienten mittels HWS-Stützkragen und Spineboard ein. Anschließend wird der Patient umgehend zum Rettungswagen transportiert. Im Rettungswagen erhält der Patient zwei peripher-venöse Zugänge, eine kristalloide Infusionslösung wird zum Offenhalten der Zugänge angeschlossen. Danach wird die regelmäßige Verlaufskontrolle durchgeführt und parallel hierzu das Monitoring (EKG, Pulsoximeter) angebracht. Nach Übergabe des Notfallpatienten an den mittlerweile eingetroffenen Notarzt wird der Patient in die Notaufnahme der nächstgelegenen Klinik transportiert.

# Gefahren an der Einsatzstelle

An manchen Einsatzstellen, z. B. bei Verkehrsunfällen, sind die Gefahren für das eingesetzte Personal häufig offensichtlich. Andere Einsatzstellen, z. B. der internistische Notfall in einer Wohnung, werden in Bezug auf die Gefährdung des Einsatzpersonals nicht selten unterschätzt. Aber auch von diesen Einsatzstellen kann Gefahr für das eingesetzte Personal ausgehen.

## Gefahr durch Straßenverkehr

Unfälle im Straßenverkehr haben ein erhöhtes Gefahrenpotential für das Einsatzpersonal. Schon bei der Annäherung an die Einsatzstelle ist diese aufmerksam zu betrachten. Die Übermittlung eines Ersteindrucks an die Leitstelle ist sinnvoll. So kann die Leitstelle z. B. bei Unfällen mit Gefahrguttransportern oder bei Unfällen mit mehreren Beteiligten frühzeitig weitere Einsatzkräfte alarmieren. Das Rettungsmittel muss an einer sicheren Stelle abgestellt werden. Fahrzeuge des Rettungsdienstes müssen nicht direkt am Unfallort halten. Die mobile Ausstattung und moderne Tragensysteme lassen einen größeren Abstand zur Einsatzstelle zu. Der Raum direkt am Unfallort ist z. B. für die Feuerwehr freizuhalten. Diese muss mit ihren Geräten an die verunfallten Fahrzeuge um den Brandschutz sicherzustellen und eventuell eingeschlossene Personen zu befreien. Bei Verkehrsunfällen im Bereich von Autobahnen ist das Einsatzpersonal durch Fahrzeuge, die mit hoher Geschwindigkeit fahren besonders gefährdet. Kann das Einsatzpersonal die Einsatzstelle nicht selbst absichern, ist eine frühzeitige Sicherung der Einsatzstelle durch andere Einsatzkräfte wie z. B. Polizei oder Feuerwehr notwendig. Aber nicht nur der Verkehr selbst kann das Einsatzpersonal gefährden. Bei der Annäherung an die Unfallstelle ist auf den Auslauf von Treibstoffen, rutschige Oberflächen, Rauchentwicklung und möglichen Gefahrstoffaustritt zu achten.

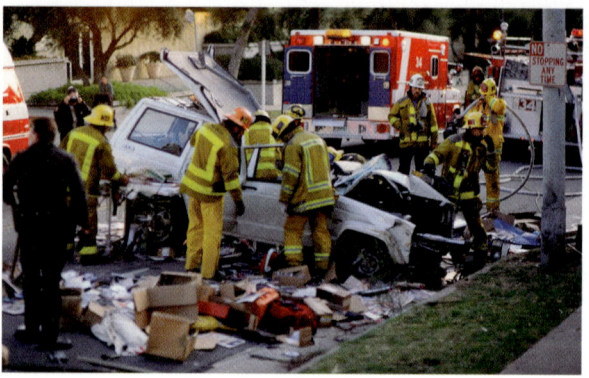

**Abb. 1.2:** Verkehrsunfall

## Einsatz im Gleisbereich

Bei Unfällen mit Schienenfahrzeugen oder Unfällen im Gleisbereich besteht bei unsachgemäßem Verhalten Lebensgefahr für das Einsatzpersonal. Gefahren entstehen durch:

- die Spurgebundenheit der Schienenfahrzeuge – Ausweichen ist unmöglich
- Fahrten mit sehr hohen Geschwindigkeiten – teilweise bis 300 km/h
- Sogwirkung der schnell fahrenden Schienenfahrzeuge
- teilweise sehr niedrige Geräuschpegel der Schienenfahrzeuge (Bsp.: ICE)
- Hochspannung (Oberleitungen stehen unter 15 000 Volt Wechselstrom).

Die Deutsche Bahn AG hat ein Notfallmanagement entwickelt. Der Notfallmanager der Deutschen Bahn ist Einsatzleiter bei Unfällen im Bereich von Gleisanlagen. Im Bereich von großen Bahnhöfen üben die jeweiligen Bahnhofsmanager das Notfallmanagement aus. Beim Betreten von nicht gesperrten Gleisen besteht für das Einsatzpersonal Lebensgefahr. Vor dem Betreten der Gleisanlagen muss die Gleissperrung durch den Notfallmanager der Bahn oder die Leitstelle bestätigt sein. Aber auch der Bereich neben nicht gesperrten Gleisen ist sehr gefährlich. Um dem Sog schnell fahrender Züge zu entgehen, empfiehlt die Deutsche Bahn einen Abstand von 3 Metern zur Gleismitte. Die Deutsche Bahn hat einige Verhaltensregeln für Einsätze im Gleisbereich aufgestellt.

**Tab. 1.1:** Verhaltensregeln bei Notfällen im Gleisbereich

| | |
|---|---|
| Das Gleis nur betreten, wenn es unumgänglich ist | Grundsatz auch bei gesperrten Gleisen beachten |
| Nicht auf Schienenköpfe treten | Rutschgefahr, besonders bei feuchter Witterung |
| Vorsicht bei Weichen | Nie zwischen die Weichen treten oder fassen |
| Nicht im Gleis laufen | Große Stolpergefahr durch Schotter und Schienenbefestigung |
| Sicherheitsabstand zu abgestellten Wagen | Der Sicherheitsabstand zu abgestellten Wagen beim Überqueren der Gleise beträgt mindestens 2 Meter |

Die Oberleitungsanlage steht unter 15 000 Volt Spannung. Der so genannte Fahrdraht befindet sich normalerweise in einer Höhe von 5,50 bis 6,00 Metern über der Schienenoberkante. Im Bereich von Tunneln oder Brücken kann diese Höhe auf 4,95 Meter, teilweise bis auf 4,80 Meter abgesenkt sein. Bei einer alleinigen Abschaltung der Oberleitung können Restspannungen von bis zu 8000 Volt vorhanden sein. Deshalb muss zusätzlich eine Erdung der Oberleitung durchgeführt werden Die Erdung der Oberleitung darf nur von Personen mit besonderer Einweisung vorgenommen werden. Neben den bisher genannten Gefahren besteht im Gleisbereich durch den Gütertransport auf der Schiene auch die Gefährdung durch austretende Gefahrstoffe.

## Gefahr durch Strom

Stromunfälle sind nicht nur für die betroffenen Patienten gefährlich. Auch für das Einsatzpersonal besteht in diesen Situationen eine große Gefahr. Die Berührung von unter Strom stehenden Personen und Gegenständen ist unter Umständen lebensgefährlich. Generell unterscheidet man drei Stromarten, den Gleichstrom, den Wechselstrom und den Drehstrom. Der Wechselstrom ist der typische Haushaltsstrom. Eine weitere Unterscheidung ist in Bezug auf die Spannung sinnvoll. Man unterscheidet in Niederspannung bis 1 Kilovolt (kV), Mittelspannung von 1–50 kV, Hochspannung von 50–220 kV und die Höchstspannung > 220 kV.

Je nach Spannungsstärke sind unterschiedliche Eigensicherungsmaßnahmen notwendig:

- Niederspannungsunfälle (< 1 kV)
  - Sicherung entfernen bzw. FI-Schutzschalter in Nullstellung bringen
  - Netzstecker ziehen bzw. Gerät abschalten (nur wenn beides nicht Unfallverursacher war)
  - Vor Wiedereinschalten sichern!

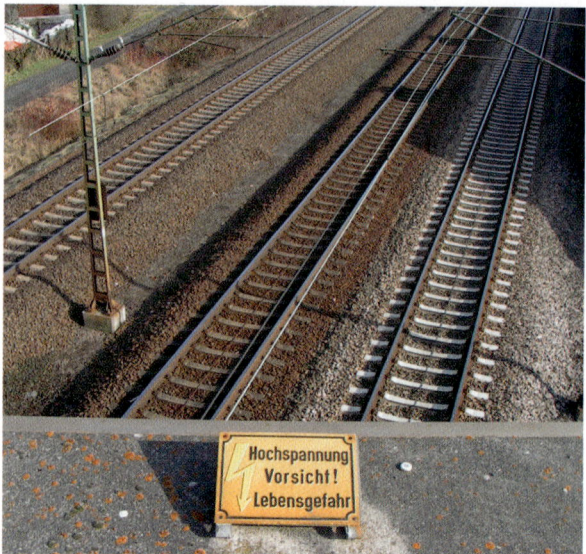

**Abb. 1.3:** Achtung Hochspannung

- Hochspannungsunfälle (> 1 kV)
  - mindestens 4 m Sicherheitsabstand einhalten
  - Freischalten und gegen Wiedereinschalten sichern (nur durch Elektrofachkraft)
  - Spannungsfreiheit prüfen (nur durch Elektrofachkraft)
  - Bei am Boden liegenden Hochspannungsleitungen muss der Spannungstrichter beachtet werden (Mindestabstand 20 m).

## Gefahr durch Feuer und Rauch

Brandeinsätze gehören seltener zum Alltag des Rettungsfachpersonals. Gefahren bestehen durch giftige Brandgase, die Ausbreitung von Feuer und Rauch und der Unvorhersehbarkeit der Brandentwicklung.

Oft trifft der Rettungsdienst noch vor der Feuerwehr an diesen Einsatzstellen ein. Für das zuerst eintreffende Personal entsteht großer Druck, Rettungsmaßnahmen durchzuführen, speziell wenn z. B. bei einem Gebäudebrand noch Menschen in diesem Gebäude sind. Die Erwartungshaltung von Angehörigen, Nachbarn oder Umstehenden erhöht diesen Druck auf das eingesetzte Personal zusätzlich. Schnell stellt sich die Frage, ob das Rettungsfachpersonal das Gebäude trotz Feuer und Rauch betreten soll um eingeschlossene Menschen zu evakuieren. Das Rettungsfachpersonal muss sich in diesen Situationen folgende Fragen stellen:

- Ist das Betreten des Gebäudes sinnvoll und notwendig?
- Steht das Vorgehen in Relation zu den Risiken?

Die Gefährdung von eingeschlossenen Personen z. B. in einem anderen Stockwerk ist am Anfang meist nicht sehr groß. Erst das Öffnen einer Eingangstür kann zu einer Ausbreitung des Brandrauches führen. Es ist daher sinnvoller Menschen an den geöffneten Fenstern ihrer Wohnung zu halten und sie verbal zu betreuen. Statistiken zufolge kommt es in Deutschland jährlich zu ca. 40 000 Fahrzeugbränden. Dementsprechend häufig wird das Rettungsfachpersonal mit diesen Einsatzsituationen konfrontiert. Durch die Verwendung einer Vielzahl von Kunststoffen im Fahrzeugbau entwickeln sich gefährliche Brandgase, die für Fahrzeuginsassen, Umstehende und das eingesetzte Personal sehr gefährlich werden können. Sind Löschbzw. Rettungsmaßnahmen erforderlich ist eine Annäherung an das Fahrzeug mit dem Wind notwendig, um sich den toxischen Brandgasen nicht auszusetzen.

## Gefährliche Stoffe

Gefährliche Stoffe können dem Rettungsfachpersonal in allen Einsatzsituationen begegnen. Hierbei handelt es sich häufig um Chemikalien. Diese

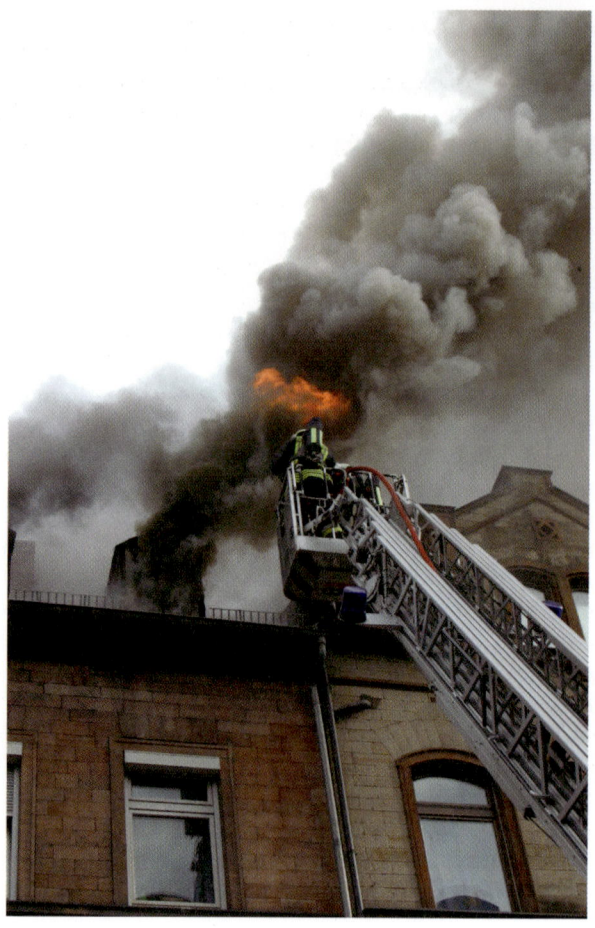

**Abb. 1.4:** Gebäudebrand mit starker Rauchentwicklung

kommen in verschiedenen Aggregatszuständen vor, können also fest, flüssig oder gasförmig sein. Ist bei Unfällen mit Gefahrguttransportern die Gefährdung meist offensichtlich, denkt man bei Notfällen im häuslichen Bereich nicht sofort an das Vorhandensein von gefährlichen Stoffen. Aber gerade im Haushalt ist eine Reihe von gefährlichen Chemikalien zu finden, die bei unsachgemäßer Anwendung oder Lagerung schnell zu schweren Unfällen führen können. Zu den gefährlichen Haushaltschemikalien gehören Reinigungsmittel, Farben, Lacke, Klebstoffe und viele andere mehr. Das Rettungsfachpersonal muss sich eine mögliche Gefährdung durch Chemikalien immer, noch vor der Annäherung an Einsatzstellen, bewusst machen. Die Einsatzstelle selbst ist aufmerksam mit den Sinnen zu erfassen.

Gibt es ausgelaufene Flüssigkeiten, auffällige Gerüche oder ist Rauch bzw. Dampf wahrzunehmen. Betroffene Personen und Umstehende sind sorgfältig über den Verletzungsmechanismus oder die Erkrankungsursache zu befragen. Besteht der Verdacht, dass eine Chemikalie oder ein Chemikaliengemisch Ursache des Notfalls ist, müssen Regeln zur Eigensicherung beachtet werden.

- Einsatzstelle aufmerksam mit den Sinnen erfassen
- sorgfältige Befragung der betroffenen Person und Umstehenden über Verletzungsmechanismus oder Erkrankungsursache
- sind Chemikalien die Ursache des Notfall, so müssen:
  - die betroffenen Bereiche abgeschlossen werden, um eine weitere Gefahrstoffausbreitung zu verhindern
  - Gefahrstoffkonzentration in der Luft verringern (Fenster öffnen)
  - Spezialkräfte nachalarmieren (z. B. Feuerwehr)
  - Versorgung des Notfallpatienten möglichst nicht im Gefahrenbereich.

Wird schon bei Annäherung an eine Unfallstelle klar, dass ein Gefahrguttransporter beteiligt ist, ist eine frühzeitige Rückmeldung zur Leitstelle wichtig. Die Leitstelle kann so schon sehr früh Spezialkräfte zur Unfallstelle beordern. Das Rettungsfachpersonal sollte einen Sicherheitsabstand von 50 Metern einhalten. Nur wenn keine Eigengefährdung besteht, kann eine rettungsdienstliche Versorgung durchgeführt werden. Hierzu müssen die Betroffenen aus dem Gefahrenbereich gebracht werden. Auch von, mit Gefahrstoffen, kontaminierten Personen kann eine erhebliche Gefährdung für das eingesetzte Personal ausgehen. Zum Beispiel können Ausdünstungen dieser Personen einen nicht unerheblichen Giftanteil besitzen und vom Einsatzpersonal über die Atemwege oder die Haut aufgenommen werden und zu Vergiftungserscheinungen führen.

## Tiere

Nicht nur die exotische Giftschlange, die aus dem Terrarium entwichen ist, stellt eine Gefährdung des Einsatzpersonals dar. Auch sonst eigentlich harmlose oder vom Einsatzpersonal als harmlos eingeschätzte Haustiere können zu einer Gefährdung für das Personal an der Einsatzstelle werden, wenn sie ihrem natürlichen Instinkt folgen und versuchen ihren Besitzer zu verteidigen.

Deshalb ist eine aufmerksame Beobachtung der Einsatzstelle notwendig. Ein Hinweisschild auf einen Hund oder ein Fressnapf neben dem Hauseingang muss das Einsatzpersonal aufmerksam machen. Sofern das Tier eine Gefährdung für das Personal darstellen kann, muss es von der Einsatzstelle entfernt werden bevor die Versorgung des Patienten begonnen wird.

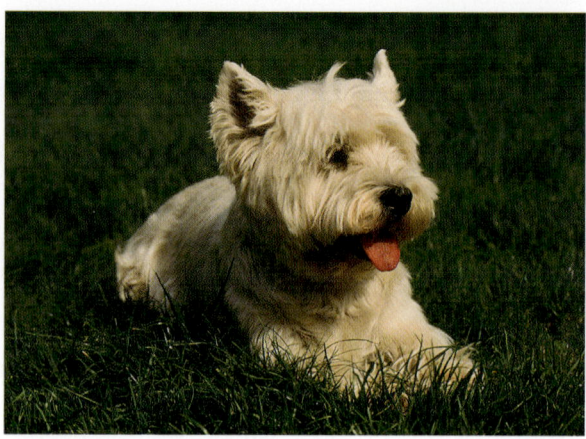

**Abb. 1.5:** Haustiere – eine mögliche Gefahr für das Rettungspersonal

## Kriminelle Handlungen

Ob bei einem Drogennotfall, einer Schlägerei auf einem Volksfest oder bei der Versorgung eines Verletzten nach einem Familienstreit, in diesen Situationen ist immer eine Gefährdung des Rettungsfachpersonals möglich. Eine Gefährdung besteht durch Gewalt, die sich gegen das Einsatzpersonal richtet, aber auch durch ungesicherte Waffen die sich im Umfeld des Notfallpatienten befinden. Das Rettungsfachpersonal ist in solchen Situationen besonders gefordert, die Eigengefährdung einzuschätzen und bei Unsicherheit der Einsatzstelle diese nicht zu betreten. Ein Betreten solcher Einsatzstellen ist erst dann wieder möglich, wenn die Einsatzstelle durch die Polizei gesichert wurde. Rettungsfachpersonal das Einsatzstellen nach kriminellen Handlungen betreten hat, muss immer darauf achten, ob sich das Umfeld an der Einsatzstelle verändert. Ein Weg für einen schnellen Rückzug von der Einsatzstelle muss dem Einsatzpersonal immer zur Verfügung stehen. Steigt z. B. die Gewaltbereitschaft an der Einsatzstelle und eine akute Gefährdung des Einsatzpersonals ist nicht mehr sicher auszuschließen, muss sich das Personal umgehend von der Einsatzstelle entfernen. Hierbei ist die Mitnahme des notfallmedizinischen Equipments mehr als unwichtig. An der Einsatzstelle muss nach möglichen Waffen geschaut werden. Als Waffen dürfen hierbei aber nicht nur Schusswaffen oder Messer gesehen werden. Viele Gegenstände können bei entsprechendem Gewaltpotential gegen das Rettungsfachpersonal als Waffe eingesetzt werden.

# Persönliche Schutzausrüstung

Die persönliche Schutzausrüstung ist zur Erhaltung der Gesundheit des Rettungsfachpersonals sehr wichtig. Für das Rettungsfachpersonal ist die persönliche Schutzausrüstung in der Regel GUV-R 2106 der Deutschen Gesetzlichen Unfallversicherung (DGUV) festgelegt. Unternehmen, die Rettungsdienst und Krankentransport anbieten, müssen ihren Mitarbeitern eine individuelle persönliche Schutzausrüstung in ausreichender Anzahl zur Verfügung stellen. In besonderen Fällen ist es möglich, dass die persön-

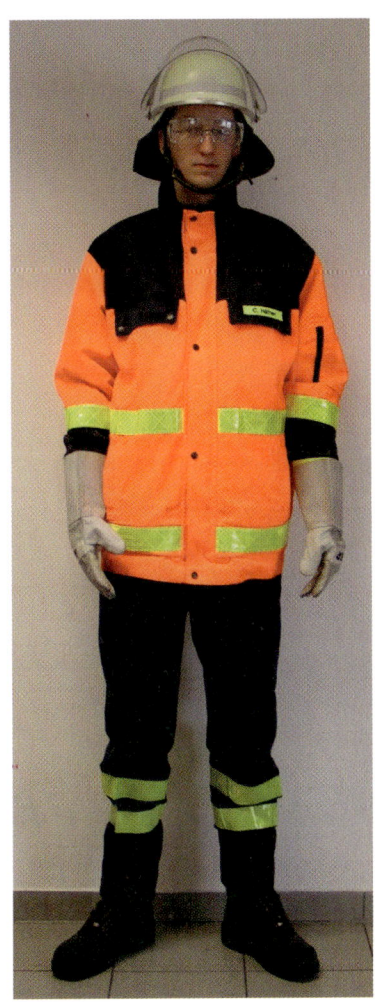

**Abb. 1.6:** Rettungsfachpersonal in kompletter Schutzausrüstung

liche Schutzausrüstung von mehreren Mitarbeitern gemeinsam genutzt wird. In diesen Fällen muss der Unternehmer sicherstellen, dass durch die gemeinsam genutzten Schutzausrüstungen weder hygienische Probleme entstehen, noch von dieser gesundheitliche Gefahren für die Mitarbeiter ausgehen können. Die Art der Schutzausrüstung wird anhand einer Gefährdungsbeurteilung für das Rettungsfachpersonal festgelegt. Rettungsfachpersonal benötigt hiernach:

- Kopf-, Augen- und Gesichtsschutz
- Schutzkleidung
- Fußschutz
- Handschutz.

Auf allen Einsatzfahrzeugen des Rettungsdienstes ist je ein Schutzhelm nach DIN EN 443, (Feuerwehrhelm) pro Besatzungsmitglied vorzuhalten. Bei gemeinsamer Nutzung müssen hygienische Ansprüche, z. B. durch Verwendung einer so genannten Papierschonmütze, gewährleistet werden. Der Helm muss mit Visier und Nackenschutz ausgestattet sein. Unabhängig vom Visier muss für jedes Besatzungsmitglied eine Schutzbrille als Spritzschutz vorhanden sein. Handschutz, Fußschutz und die Schutzbekleidung ist nach den Europäischen Normen (EN) festgelegt. Die Schutzkleidung muss ausreichenden Schutz vor Gefahren im öffentlichen Verkehrsraum, Schutz vor klimatischen Einwirkungen und begrenzten Schutz vor Flamme und Hitze bieten. Zum Schutz vor Infektionen müssen entsprechende Schutzbekleidungen vorhanden sein. Hierzu gehören flüssigkeitsdichte Einmalhandschuhe, evtl. Einwegschutzanzüge oder -kittel und ein Gesichts- bzw. Mundschutz. Regelungen hierzu findet man in einer weiteren Regel der Deutschen Gesetzlichen Unfallversicherung, der GUV-R 250/ TRBA 250.

**Merke**
Schutzbekleidung kann noch so funktionell und sicher sein. Wenn sie nicht korrekt getragen wird, kann sie nicht schützen.

# Beurteilung des Verletzungsmechanismus

Der Verletzungsmechanismus beschreibt wie eine Verletzung entstanden ist und welche Kräfte hierbei auf den Körper eines Menschen eingewirkt haben. Die Beurteilung des Verletzungsmechanismus gibt wertvolle Hinweise auf mögliche schwere Verletzungen des Patienten. In manchen Situationen ist der Verletzungsmechanismus der einzige Anhaltspunkt für ver-

| **Tab. 1.2:** Signifikante Verletzungsmechanismen |
| --- |
| Patient wurde aus dem Fahrzeug geschleudert |
| Tod einer anderen Person im selben Fahrzeug |
| Stürze aus einer Höhe > 4,50 Meter oder die dreifache Körpergröße des Patienten |
| Fahrzeugüberschlag |
| Fahrzeugkollisionen mit hoher Geschwindigkeit ≥ 55 km/h |
| Fussgänger-Fahrzeugkollisionen |
| Motorradunfälle |
| Nicht ansprechbare Patienten oder Patienten mit Bewusstseinsstörungen nach Unfallereignis |
| Penetrierende Traumen an Kopf, Thorax und Abdomen |
| **Bei Kindern:** |
| Stürze aus einer Höhe, die der dreifachen Körpergröße des Kindes entsprechen |
| Fahrradunfälle |

steckte Verletzungen. Unfallforschung über viele Jahre hat geholfen signifikante Verletzungsmechanismen zu erkennen, die häufig schwere Verletzungen verursachen.

Um Verletzungsmechanismen korrekt einzuschätzen, muss zuerst ein kleiner Ausflug in die Physik unternommen werden. Das Trägheitsgesetz nach Newton ist hierbei von besonderer Bedeutung. Frei übersetzt lautet das Trägheitsgesetz:

**Info**
Ein Körper bleibt in Ruhe oder gleichförmiger, gradliniger Bewegung, solange keine Kraft auf ihn einwirkt. Der Körper ändert seinen Bewegungszustand, wenn Kräfte auf ihn einwirken. Er wird dann entweder beschleunigt, verzögert oder er ändert die Richtung seiner Bewegung.

Übertragen auf den Fahrer eines PKW bedeutet dies: Wenn das Fahrzeug mit einer Geschwindigkeit von 80 km/h auf einer Straße entlang fährt, bewegt sich der Körper des Fahrers mit der gleichen Geschwindigkeit. Wichtig zu beachten ist hierbei, dass sich mit dem Körper selbstverständlich auch die inneren Organe mit der gleichen Geschwindigkeit bewegen. Fährt das

Fahrzeug mit der gleichen Geschwindigkeit gegen ein feststehendes Hindernis, wird nicht nur das Fahrzeug in kürzester Zeit abgebremst. Während das Fahrzeug mit seinen Knautschzonen noch einwirkende Kräfte resorbieren kann, fehlen dem Körper und den inneren Organen diese Möglichkeit. Die Kräfte wirken ohne Abschwächung auf Körper und Organe ein. Um einen Verletzungsmechanismus zu beurteilen, müssen folgende allgemeine Fragen gestellt werden:

- Welche Kraft hat auf den Körper eingewirkt?
- Wie lange hat die Kraft auf den Körper eingewirkt?
- Welche Körperregionen waren der Krafteinwirkung ausgesetzt?

Übertragen auf einen Verkehrsunfall mit einem PKW müssen folgende Fragen gestellt werden:

- Mit welcher Geschwindigkeit ist das Fahrzeug gefahren als es zu dem Aufprall kam?
- Gegen welchen Gegenstand (feststehend oder beweglich) ist das Fahrzeug geprallt?
- Wo und welche Verformungen sind außen am Fahrzeug feststellbar?
- Welche Beschädigungen oder Verformungen sind im Fahrzeuginneren zu finden?
- Waren die Fahrzeuginsassen korrekt angegurtet und haben sich die Airbags, sofern vorhanden, geöffnet?

Patienten, die in Unfälle mit großer Energie verwickelt waren, haben wahrscheinlich schwere Verletzungen davongetragen. Es ist wichtig zu beurteilen, ob es sich um einen generalisierten Verletzungsmechanismen handelt. Also ob die Kräfte auf den gesamten Körper eingewirkt haben oder ob es sich um einen fokussierten Verletzungsmechanismus handelt und die Kräfte dementsprechend nur isoliert auf den Körper eingewirkt haben. Ein Beispiel für einen generalisierten Verletzungsmechanismus ist ein Sturz aus großer Höhe. Während ein Messerstich in den Oberschenkel einen fokussierten Verletzungsmechanismus darstellt. Nicht immer ist der Verletzungsmechanismus offensichtlich. Fragen an den Betroffenen und Unfallzeugen können helfen den Verletzungsmechanismus festzustellen. Eine Entscheidung, ob man eine schnelle Traumauntersuchung und einen zügigen Transport in eine Klinik durchführt, sollte anhand des Verletzungsmechanismus gefällt werden. Nicht immer sind Traumapatienten trotz ihrer schweren Verletzungen bei der initialen Beurteilung instabil. Fünf bis fünfzehn Prozent dieser Patienten haben initial normale Vitalzeichen und keine äußerlich sichtbaren Verletzungen.

**Merke**
Verletzungsmechanismen können oft die einzigen Hinweise auf schwere Verletzungen sein.

# Art der Erkrankung

Bei der Versorgung eines Traumapatienten gibt die Beurteilung des Verletzungsmechanismus wichtige Hinweise auf mögliche Verletzungen. Während der initialen Beurteilung von Nicht-Traumapatienten hilft es die Art der Erkrankung zu bestimmen. Diese ergibt sich oft aus den Hauptbeschwerden des Patienten, die häufig der Grund für die Alarmierung des Rettungsdienstes sind. In dieser frühen Phase ist es sinnvoll den Patienten in grobe Kategorien, wie z.B. Patient mit Atemnot oder Patient mit einer allergischen Reaktion, einzustufen. Die Einsatzstelle selbst kann hierbei wichtige Hinweise geben. Medikamentenschachteln, Dosieraerosole, leere Flaschen etc. können wichtige Hinweise auf die Art der Erkrankung geben. Die wertvollsten Hinweise über den Patienten kann der Patient selbst geben. Es ist wichtig frühzeitig Fragen in Bezug auf das Ereignis zu stellen. Ist ein Patient nicht mehr ansprechbar können Angehörige oder Umstehende eventuell Informationen liefern.

# Patientenanzahl

Unabhängig davon um welche Einsatzsituation es sich handelt, die Patientenanzahl muss in der Phase der Beurteilung der Einsatzstelle bestimmt werden. Sind mehrere Patienten an einer Einsatzstelle vorhanden, müssen frühzeitig weitere Einsatzkräfte nachalarmiert werden, um allen Patienten eine adäquate Versorgung zu kommen zu lassen.

# Bewegungseinschränkung der HWS

Schon in dieser Phase muss an eine Bewegungseinschränkung der HWS gedacht werden, insbesondere wenn der Verletzungsmechanismus eine Schädigung der Halswirbelsäule vermuten lässt. Hierzu wird der Kopf des Patienten durch einen Helfer in Neutralposition ruhiggestellt. Diese manuelle Bewegungseinschränkung muss bis zur endgültigen Fixierung auf z.B. einem Spineboard mit Kopffixierungsset aufrechterhalten werden.

# Testen Sie Ihr Wissen

1. Wodurch ist das Einsatzpersonal bei Verkehrsunfällen auf Autobahnen besonders gefährdet?
   a. rutschigen Untergrund
   b. auslaufende Kraftstoffe
   c. mit hoher Geschwindigkeit fahrende Fahrzeuge
   d. am Boden liegende Stromleitungen

2. Welchen Sicherheitsabstand zur Gleismitte empfiehlt die Deutsche Bahn wegen der Sogwirkung schnell fahrender Züge?
   a. 0,5 Meter
   b. 1 Meter
   c. 3 Meter
   d. 2 Meter

3. Wann darf ein Gleis bei Unfällen im Gleisbereich betreten werden?
   a. wenn kein Zug zu sehen ist
   b. nur nach Bestätigung der Gleissperrung durch Notfallmanager oder Leitstelle
   c. immer, da die Patienten schnell versorgt werden müssen
   d. Gleise können immer betreten werden, da man die Züge gut hören kann

4. Von Niederspannung spricht man bis zu einer Spannung von …
   a. 10 – 50 kV
   b. bis 1 kV
   c. 50 – 220 kV
   d. 5 – 10 kV

5. Welcher Sicherheitsabstand (Spannungstrichter) muss bei am Boden liegenden Hochspannungsleitungen unbedingt eingehalten werden?
   a. 5 Meter
   b. 1 Meter
   c. 20 Meter
   d. 4 Meter

6. Der Rettungswagen ist bei einem Gebäudebrand mit Personen im Gebäude als erstes Fahrzeug eingetroffen. Welche Maßnahme sollte der Rettungsdienst vor dem Eintreffen der Feuerwehr durchführen?
   a. Eingangstür des Gebäudes öffnen, um den Brandrauch abziehen zu lassen
   b. Personen an den geöffneten Fenstern ihrer Wohnung halten und betreuen
   c. Rettungsversuch mit Leiter unternehmen
   d. Versorgung der Patienten im brennenden Haus

7. Wie groß sollte der Sicherheitsabstand zu einem verunfallten Gefahrguttransporter sein?
   a. 50 Meter
   b. 5 Meter
   c. 10 Meter
   d. 20 Meter

8. Wie ist mit Tieren, von denen eine Gefährdung für das Einsatzpersonal ausgehen kann, an Einsatzstellen zu verfahren?
   a. Tiere einfach nicht beachten
   b. Hunde durch verbalen Zuspruch beruhigen
   c. Tiere von der Einsatzstelle entfernen lassen
   d. von Haustieren z. B. Hunden geht keine Gefährdung für das Einsatzpersonal aus

9. In welcher Regel ist die persönliche Schutzausrüstung für das Personal im Rettungsdienst geregelt?
   a. TvÖD
   b. Rettungsdienstgesetze der Länder
   c. PDV/DV 810
   d. GUV-R 2106

10. Welcher der genannten Verletzungsmechanismen zählt nicht zu den signifikanten Verletzungsmechanismen?
    a. Sturz aus großer Höhe
    b. Fahrzeugüberschlag
    c. Amputation des Ringfingers
    d. Fahrzeugkollisionen mit hoher Geschwindigkeit $\geq 55$ km/h

# ABC –
# Die initiale Beurteilung

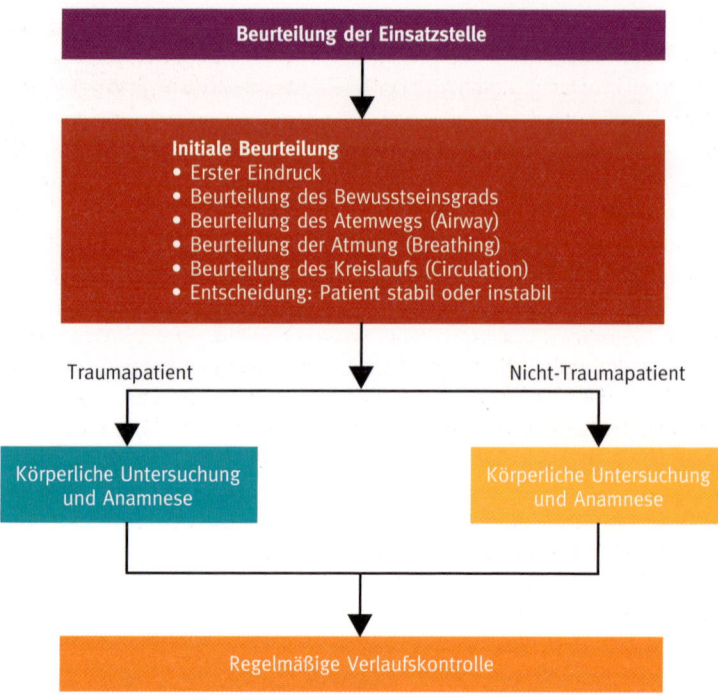

**Abb. 2.1:** Algorithmus Initiale Beurteilung

## Lernziele

Nach Durcharbeiten des Kapitels kennen Sie
- die Notwendigkeit eines systematischen Vorgehens
- das Prinzip hinter ABC
- die Maßnahmen zur Beurteilung des Atemwegs, der Atmung und des Kreislaufs

## Das Fallbeispiel

Alarm für den Rettungswagen zu einem Notfall in einem Büro. Auf dem Weg vom Rettungswagen zum Büro berichtet ein Arbeitskollege, dass sein Kollege sich den ganzen Morgen schon nicht wohl gefühlt hat. Plötzlich habe er die Augen verdreht und sei langsam vom Stuhl auf den Boden gerutscht. Der Rettungsdienst wurde sofort alarmiert, auch weil sich alle im Büro mit der Ersten Hilfe nicht gut auskennen. Im Büro angekommen findet das Team des Rettungswagens einen Mann neben seinem Schreibtisch liegend vor. Die Einsatzstelle wird als sicher eingestuft. Schon von der Eingangstür des Büros sieht man, dass der Mann eine aschfahle Hautfarbe hat, es ist ein schnarchendes Atemgeräusch zu hören. Auf laute Ansprache reagiert er nicht. Der Teamführer begibt sich umgehend zum Patienten und rüttelt diesen vorsichtig an den Schultern, auch hierauf reagiert der Mann nicht. Der Teamführer macht umgehend den Atemweg durch Überstrecken des Kopfes und Anheben des Kinns frei. Das schnarchende Atemgeräusch verschwindet. Während der zweite Kollege des RTW den Sauerstoff vorbereitet, überprüft der Teamführer die Atmung. Der Patient atmet mit normaler Frequenz und ausreichendem Atemzugvolumen. Die Haut des Patienten ist kaltschweißig. Der Puls ist am Handgelenk (Radialispuls) gut tastbar, rhythmisch und in normaler Geschwindigkeit. In der Zwischenzeit appliziert der andere Rettungsassistent hoch dosiert Sauerstoff (10 – 15 l/min) über eine Maske mit Reservoirsystem und hält den Atemweg mittels modifiziertem Esmarch-Handgriff frei. Der Teamführer lässt umgehend durch den Arbeitskollegen den Notarzt nachfordern und untersucht den Patienten nun von Kopf nach Fuß. Hierbei ergibt sich kein Anhalt für Verletzungen, jedoch hat der Patient eingenässt. Vom Teamführer werden umgehend die Vitalzeichen erhoben. Diese ergeben:

- eine Atemfrequenz von 20/min
- eine Pulsfrequenz 90/min
- RR 100/70
- die Sauerstoffsättigung liegt bei 95 % $SpO_2$.

Die Pupillen des Patienten sind seitengleich, rund und reagieren auf Lichteinfall. Der Blutzucker liegt bei 20 mg/dl. Der Teamführer installiert einen peripher-venösen Zugang und appliziert hierüber 10 g Glukose. Kurze Zeit später wird der Patient zunehmend wach. Eine erneute Blutzuckerkontrolle ergibt jetzt einen Wert von 60 mg/dl.

Die initiale Beurteilung von Patienten ist eine zügige und systematische Untersuchung der lebensnotwendigen Funktionen des Patienten nach dem ABC-Schema. Der Helfer benötigt hierfür keine Geräte, sondern nur die Sinne Sehen, Hören und Fühlen. Die Beurteilung eines ansprechbaren Patienten kann in weniger als 10 Sekunden durchgeführt werden. Bei nichtansprechbaren Patienten benötigt der Helfer maximal 20 – 30 Sekunden für die initiale Beurteilung. Ein konsequentes Vorgehen nach dem ABC-Schema hilft gerade in hektischen und unübersichtlichen Notfallsituationen immer systematisch zu arbeiten und zum richtigen Zeitpunkt das Richtige zu tun. Dem ABC-Schema liegt das Prinzip zugrunde, immer zuerst das zu behandeln, was unbehandelt schnell zum Tod eines Menschen führt.

> **„Treat first, what kills first"**

Die Beurteilung eines Patienten darf nur bei einer Atemwegsverlegung oder einem Kreislaufstillstand unterbrochen werden. Diese Probleme können von einem Helfer alleine nicht behoben werden. In allen anderen Situationen sollte der Untersuchende die Maßnahmen anordnen, die von weiteren Helfern durchgeführt werden. Eine Unterscheidung, ob es sich um einen Traumapatienten oder einen Nicht-Traumapatienten handelt, wird in dieser Phase noch nicht getroffen. Erst wenn die Beurteilung der Einsatzstelle und die initiale Beurteilung abgeschlossen sind, ist eine Differenzierung in Trauma- oder Nicht-Traumapatienten sinnvoll. Allerdings lässt sich für beide Patientengruppen schon jetzt ermitteln, ob es sich um einen stabilen oder instabilen Patienten handelt.

# Der Ersteindruck

Der Ersteindruck ist eine systematische Sammlung von Hinweisen über den Zustand des Patienten. Schon bei Annäherung an einen Patienten erhält das Rettungsfachpersonal viele Hinweise über seinen Notfallpatienten. Alter, Geschlecht, Auffindesituation, Verhalten und Umfeld müssen schon bei der Annäherung an die Notfallstelle bewusst aufgenommen werden. In dieser

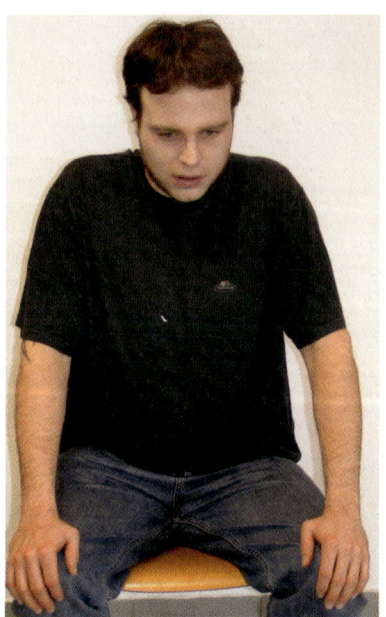

**Abb. 2.2:** Person in „Kutscherhaltung"

frühen Phase ist häufig schon zu ermitteln, ob es sich um einen stabilen oder instabilen Patienten handelt. Ein Autofahrer beispielsweise, der mit bläulicher Hautfarbe regungslos über das Lenkrad des Fahrzeuges gebeugt liegt und nicht auf Ansprache reagiert, befindet sich höchst wahrscheinlich in akuter Lebensgefahr und eine zügige Beurteilung und Behandlung ist erforderlich. Während der Lagerarbeiter, der ansprechbar und voll orientiert von der Quetschung seines Unterarmes berichtet, aufgrund fehlender Lebensgefahr kein instabiler Patient ist und somit für die Beurteilung und Behandlung mehr Zeit zur Verfügung steht.

# Bewusstseinsgrad und Orientierung

Auch wenn das ABC-Schema mit der Beurteilung des Atemwegs beginnt, werden Bewusstseinsgrad und Orientierung des Patienten schon beim ersten Kontakt festgestellt. Die laute Ansprache des Patienten, die Vorstellung des Rettungsteams und die Frage nach dem Problem des Patienten klären den Bewusstseinsgrad und die Orientierung. Reagiert der Patient adäquat auf die Fragen ist er wach und ansprechbar. Um den Bewusstseinsgrad eines Patienten schnell einzustufen, hat sich das AVPU-Schema als sehr hilfreich

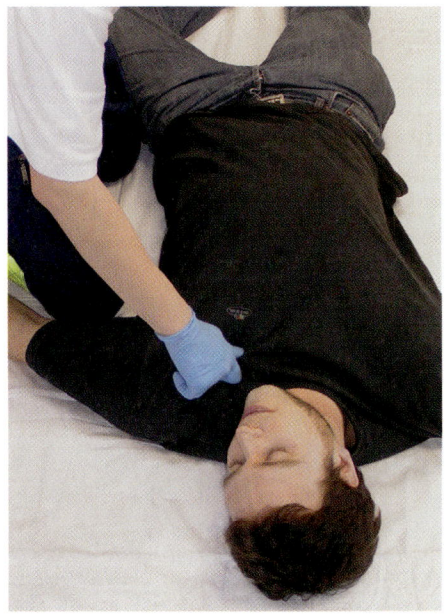

**Abb. 2.3:** Setzen eines Schmerzreizes

| **Tab. 2.1:** AVPU-Schema | | |
|---|---|---|
| **A** | lert | Patient ist wach, ansprechbar und orientiert |
| **V** | erbal response | Patient reagiert nur auf laute Ansprache |
| **P** | ainful stimuli | Patient reagiert nur auf Schmerzreiz |
| **U** | nresponsive | Patient ist nicht ansprechbar – Achtung: Atemweg freimachen |

erwiesen. Dieses Schema stellt eine kurze und einfache Unterteilung der verschiedenen Bewusstseingrade dar und ist ausreichend für diese Phase der Beurteilung. Alle Einstufungen des Bewusstseinsgrad unterhalb von „A", müssen den Helfer dazu veranlassen im Laufe der Beurteilung nach den Ursachen für das verminderte Bewusstsein zu suchen.

# „A" wie Airway – der Atemweg

Ohne einen offenen Atemweg ist der Mensch nicht in der Lage den lebenswichtigen Sauerstoff aufzunehmen und das Kohlendioxid abzugeben. Aus diesem Grund muss der Atemweg eines Patienten zuerst beurteilt werden. Ansprechbare Patienten machen eine Beurteilung einfach. Wer spricht hat einen offenen Atemweg. Allerdings sollte sich das Rettungsteam immer bewusst sein, dass sich ein offener Atemweg, z. B. durch eine Veränderung der Bewusstseinslage des Patienten schnell verschließen kann. Patienten mit vermindertem oder gar erloschenem Bewusstsein sind in großer Gefahr eine Atemwegsverlegung zu erleiden. Bei diesen Patienten sind die lebens-

| **Tab. 2.2:** Akustische Hinweise auf Atemwegsverlegungen | |
|---|---|
| Pfeifendes Atemgeräusch bei der Einatmung (inspiratorischer Stridor) | Hinweis auf Verlegung der oberen Atemwege durch Schwellung der Schleimhäute z. B. bei einer allergischen Reaktion |
| Schnarchendes Atemgeräusch | Verlust des Tonus der Weichteile im Rachenraum |
| Gurgeln, Glucksendes Atemgeräusch | Flüssigkeiten im Mund-Rachen-Raum |
| Fehlendes Atemgeräusch | Komplette Verlegung der oberen Atemwege, Atemstillstand |

notwendigen Schutzreflexe wie Schlucken oder Husten oft nicht mehr vorhanden. Abnorme Atemgeräusche bei der Einatmung müssen den Helfer auf eine Atemwegsverlegung aufmerksam machen. Ein schnarchendes Atemgeräusch z. B. weist auf eine Verlegung der Atemwege durch die Weichteile des Rachenraumes hin.

Neuere Untersuchungen haben gezeigt, dass es sich hierbei in erster Linie nicht um die Zunge handelt, die den Atemweg verlegt, sondern generell um die Weichteile im Rachenraum. Die Epiglottis z. B. verliert ihren Tonus und verschließt den Atemweg. Bei Hinweisen auf eine Atemwegsverlegung muss sofort gehandelt werden. Manchmal reichen einfache Maßnahmen aus, um einen Atemweg freizumachen. Bei einer nicht-ansprechbaren Person, bei der sicher kein Verdacht auf eine Verletzung der Halswirbelsäule besteht, wird zum Freimachen des Atemwegs der Kopf überstreckt und das Kinn angehoben. Hierzu legt der Helfer eine Hand auf die Stirn und die andere Hand unter das Kinn des Patienten. Nun wird der Kopf nach hinten überstreckt und das Kinn angehoben.

Wichtig ist hierbei, insbesondere bei Kindern, dass die Finger nicht die Halsweichteile komprimieren, sondern auf den Unterkieferknochen aufgelegt werden. Bei Neugeborenen und Säuglingen ist das Überstrecken des Kopfes kontraindiziert. Es würde, aufgrund der anatomischen Besonderheiten dieses Alters, zu einer weiteren Verlegung der Atemwege führen. Kindern in dieser Altersgruppe wird der Atemweg freigemacht, in dem der Kopf in Neutralposition (Schnüffelposition) gehalten und nur das Kinn an-

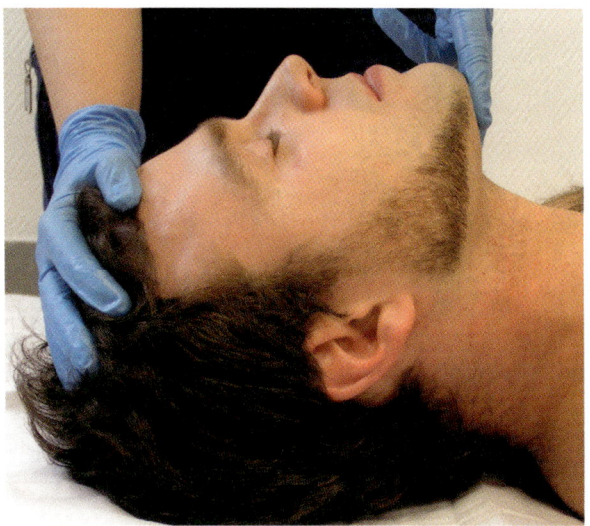

**Abb. 2.4:** Freimachen der Atemwege

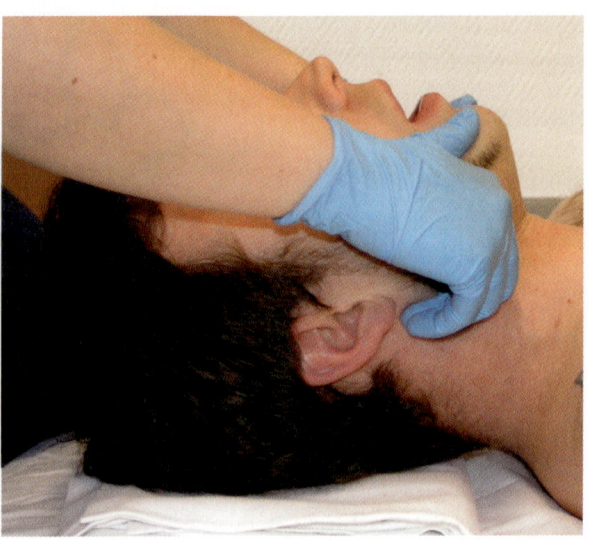

**Abb. 2.5:** Esmarch-Handgriff

gehoben wird. Eine weitere Methode zum Freimachen der Atemwege ist der Esmarch-Handgriff. Da aber bei der Anwendung des Esmarch-Handgriffs der Kopf überstreckt wird, darf auch diese Methode bei Verdacht auf eine Verletzung der Halswirbelsäule nicht angewendet werden.

**Info**
Johann Friedrich August von Esmarch (1823–1908), deutscher Arzt. Veröffentlichung seines Werkes „Handbuch der kriegschirurgischen Techniken" im Jahr 1877. Hierin wird von ihm auch der Esmarch-Handgriff zum Freimachen der Atemwege das erste Mal beschrieben.

Um bei Traumapatienten den Atemweg freizumachen, ist der modifizierte Esmarch-Handgriff anzuwenden. Hierbei wird der Kopf des Patienten in Neutralposition gehalten und mit den Fingern der Unterkiefer nach oben geschoben.
Um den Atemweg nach Anwendung einer dieser Maßnahmen weiterhin freizuhalten, können Hilfsmittel wie ein Oropharyngealtubus (Guedel-Tubus) oder ein Nasopharyngealtubus (Wendl-Tubus) eingelegt werden. Doch sowohl der Oropharyngealtubus, als auch der Nasopharyngealtubus bringen einige Gefahren mit sich. Die Einlage eines Oropharyngealtubus bei noch nicht komplett erloschenen Schutzreflexen, kann zum Auslösen von Erbrechen oder gar zum Auslösen eines Laryngospasmus führen. Bei diesen Patienten ist die Anwendung eines Nasopharyngealtubus sicherer.

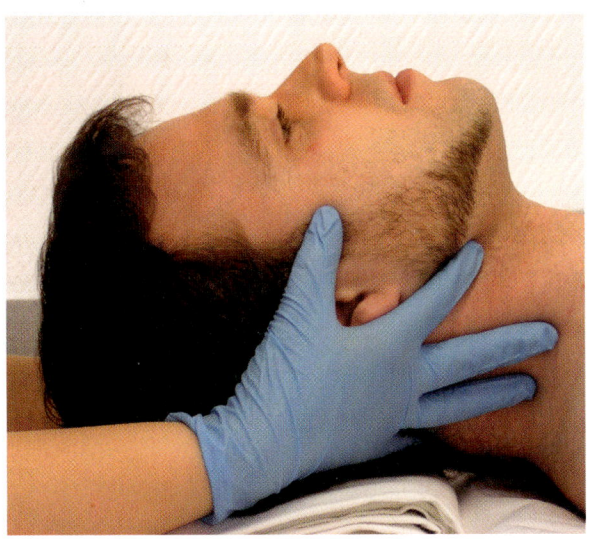

**Abb. 2.6:** Modifizierter Esmarch-Handgriff

Aber auch bei der Verwendung dieses Tubus können Probleme entstehen. Insbesondere dann, wenn die Länge des Tubus zu groß gewählt wurde, besteht auch hier die Gefahr Erbrechen oder einen Laryngospasmus auszulösen. Bei Patienten mit Verdacht auf eine Schädel-Basis-Fraktur ist eine Einlage des Nasopharyngealtubus in die Schädelhöhle möglich, aber bisher selten vorgekommen. Für die meisten Erwachsenen können Nasopharyngealtuben der Innendurchmessergrößen 6 – 7 verwendet werden. Das Abmessen der korrekten Länge eines Nasopharyngealtubus ist einfach, aber wichtig. Die korrekte Länge reicht von der Nasenspitze des Patienten bis zum Ohrläppchen.

Kann der Atemweg auch durch diese Maßnahmen nicht freigemacht bzw. freigehalten werden ist es notwendig invasivere Methoden anzuwenden. Hierzu gehört das Absaugen mit einem ausreichend großen Absaug-

**Tab. 2.3:** Größentabelle Nasopharyngealtuben für Erwachsene

| Innendurchmesser (mm) | Außendurchmesser (mm) | Länge (mm) |
|---|---|---|
| 6,0 | 8,67 | 170 |
| 6,5 | 9,33 | 170 |
| 7,0 | 10,00 | 170 |

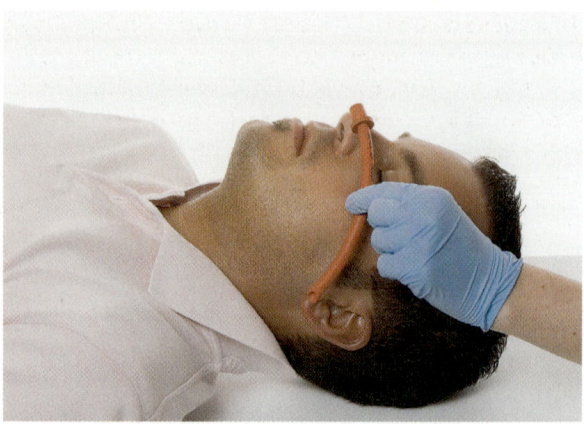

**Abb. 2.7:** Abmessen eines Wendl-Tubus

schlauch, die Verwendung von supraglottischen Atemwegshilfen wie dem Larynxtubus, die endotracheale Intubation oder auch die Koniotomie. Natürlich dürfen alle Maßnahmen nur von dem angewendet werden, der diese auch sicher beherrscht. Bevor der Atemweg des Patienten nicht beurteilt und falls notwendig freigemacht und freigehalten ist, darf die Beurteilung des Notfallpatienten nicht weitergeführt werden.

**Merke**
Jede Atemwegsbehinderung reduziert oder verhindert den Sauerstofftransport in das Gewebe und ist als absolut lebensbedrohlich einzustufen. Eine sofortige Behandlung der Störung ist notwendig.

# „B" wie Breathing – die Atmung

Die Beurteilung der Atmung ist der zweite wichtige Schritt der initialen Beurteilung von Notfallpatienten. Die Atmung kann erst beurteilt werden, wenn der Atemweg frei ist. Der Helfer muss sich bei der Beurteilung der Atmung immer folgende Fragen stellen:
- Atmet der Patient?
- Kann der Patient ohne Unterbrechung zum Atmen sprechen?
- Wie hoch ist die Atemfrequenz?
- Ist die Frequenz angemessen?
- Ist die Atmung zu flach oder zu tief?
- Gibt es abnorme Atemgeräusche?
- Bewegt sich der Brustkorb des Patienten symmetrisch?
- Setzt der Patient seine Atemhilfsmuskulatur ein?

Bei der Beurteilung der Atmung werden die Atemfrequenz, das Atemzug-volumen, die Atemgeräusche und der Atemrhythmus bewertet. Es ist hier-bei nicht wichtig die Atemfrequenz exakt zu ermitteln, sondern nur abzu-schätzen ob der Patient normal, zu schnell oder zu langsam atmet. Eine exakte Ermittlung der Vitalzeichen folgt nach Abschluss einer schnellen Untersuchung des Patienten von Kopf nach Fuß. Ansprechbare Patienten müssen nach Atemschwierigkeiten gefragt werden, z.B.: „Bekommen sie gut Luft?" Es ist darauf zu achten, ob der Patient eine so genannte Ein- oder Zweiwortdyspnoe hat, also kaum mehr als ein oder zwei Worte aussprechen kann, ohne dazu wieder Luft zu holen. Auch die Körperhaltung des Pa-tienten gibt wichtige Hinweise. Der Einsatz der Atemhilfsmuskulatur (z.B. Patient sitzt in „Kutscherhaltung") weist auf ein Atemproblem hin. Zur Be-urteilung der Atmung sind nur die Sinne Sehen, Hören und Fühlen not-wendig. Der Helfer braucht hierfür keine Geräte. Ohr und Wange des Hel-fers werden hierzu nah über das Gesicht des Patienten gehalten, die Augen sind auf den Brustkorb des Patienten gerichtet. Der Blick auf den Brustkorb hilft zu sehen ob sich der Brustkorb symmetrisch hebt und senkt und ob die Atemzüge zu flach oder unnormal tief sind.

Generell benötigt jeder Notfallpatient hoch dosiert Sauerstoff. Das bedeutet eine Sauerstoffgabe von 10 – 15 l/min über eine Sauerstoffmaske mit Reser-

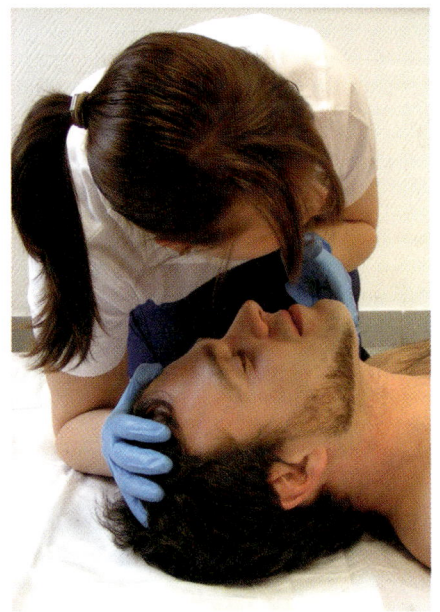

**Abb. 2.8:** Beurteilung der Atmung

| Tab. 2.4: Inspiratorische Sauerstoffkonzentrationen | |
|---|---|
| Sauerstoffbrille | 24–44% (0,24–0,44) |
| Einfache Sauerstoffmaske | 35–60% (0,30–0,60) |
| Sauerstoffmaske mit Reservoirbeutel | 85–90% (0,85–0,90) |
| Dichtsitzende Beatmungsmaske mit Demand-Ventil | 100% (1,0) |

voirsystem. Selbst durch die Verwendung einer solchen Maske, werden bei einem Sauerstofffluss von 15 l/min inspiratorische Sauerstoffkonzentrationen von nur 85–90% erreicht. Der Sauerstoffverbrauch eines Menschen liegt in Ruhe bei ungefähr 250 ml/min. Diesen Verbrauch können wir mit dem Gehalt an Sauerstoff in der Umgebungsluft decken. Unter Stress, Anstrengung, Angst und Schmerzen kommt es zu einem starken Anstieg des Sauerstoffverbrauchs. Der erhöhte Bedarf kann mit dem Sauerstoffgehalt der Raumluft nun nicht mehr gedeckt werden. Durch eine frühzeitige Gabe von hoch dosiertem Sauerstoff kann einer Hypoxie entgegen gewirkt werden. Atmet ein Patient zu langsam muss die Atmung des Patienten durch eine assistierte Beatmung unterstützt werden. Dazu ist immer die höchstmögliche inspiratorische Sauerstoffkonzentration notwendig. Diese wird nur durch die Verwendung eines Demand-Ventils erreicht. Steht ein Demand-Ventil nicht zur Verfügung, muss ein Beatmungsbeutel mit Sauerstoffreservoir und dem höchstmöglichen Sauerstofffluss verwendet werden.

Die Atmung des Patienten sollte kaum zu hören und zu sehen sein. Ist die Atmung des Patienten bei der Beurteilung akustisch und optisch deutlich wahrzunehmen, liegt höchstwahrscheinlich ein Atemproblem vor.

**Merke**
Normale Atmung (Eupnoe) sieht und hört man kaum. Wenn man Atmung hören und Atembewegungen deutlich sehen kann, liegt wahrscheinlich ein Atmungsproblem vor.

# „C" wie Circulation – der Kreislauf

Die Haut ist ein wichtiger Indikator zur Beurteilung des Kreislaufs eines Patienten. Ihr Zustand kann häufig schon bei der ersten Annäherung an den Notfallpatienten wahrgenommen werden. Die Beurteilung des Kreislaufs ist einfach und schnell durchführbar. Neben der Beachtung der Hautbeschaffenheit und der Hautfarbe, ist der Puls der wichtigste Indikator für die Kreislauffunktion. Eine zuverlässige Beurteilung des Pulses ist nur durch Tasten möglich. Zuerst sollte der Puls am Handgelenk (Radialispuls) des Patienten getastet werden. Kann der Puls am Handgelenk nicht getastet werden, dann muss der Puls an der Halsschlagader (Carotispuls) des Patienten getastet werden. Wie schon bei der Beurteilung der Atmung, ist es in dieser Phase nicht wichtig die Werte exakt zu erheben. Der Puls wird danach beurteilt, ob er langsam oder schnell, gut oder schlecht tastbar, rhythmisch oder arrhythmisch ist. Die Lokalisation des Pulses kann Aufschluss über den Blutdruck des Patienten geben. Bei einem gut tastbaren Puls am Handgelenk, hat der Patient wahrscheinlich einen systolischen Blutdruck

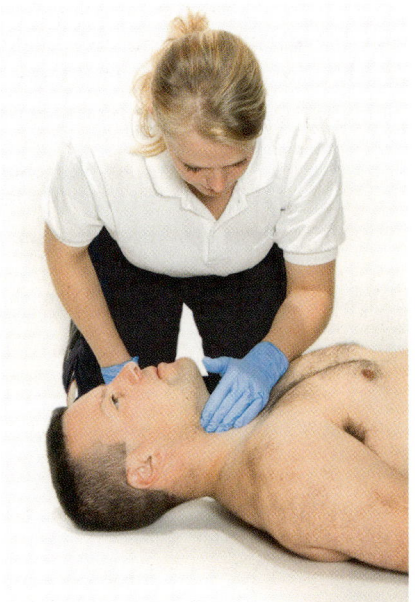

**Abb. 2.9:** Pulstastung an der Halsschlagader (Carotispuls)

von 90 mmHg, wenn der Puls nur noch an der Halsschlagader getastet werden kann, liegt der systolische Blutdruck bei 70 mmHg. Diese Werte wurden bisher nie wissenschaftlich nachgewiesen, die lange Erfahrung hiermit zeigt aber eine große Übereinstimmung. Die Haut stellt einen hervorragenden Indikator für die Kreislaufsituation eines Patienten dar. Blasse und kaltschweißige Haut kann zum Beispiel ein Zeichen für einen Schock sein. Die Beurteilung der Rekapillarisierungszeit ist bei Kindern bis zum Alter von 12 Jahren ein guter Indikator für die periphere Durchblutung. Gerade bei Erwachsenen beeinflussen Faktoren wie z. B. starkes Rauchen, Minderdurchblutung aufgrund von Gefäßablagerungen die Rekapillarisierung. Aber auch bei Kindern kann die Rekapillarisierungszeit z. B. durch die Umgebungstemperatur verlängert werden. Um die Rekapillarisierung zu testen wird das Nagelbett oder die Fußsohle kurz komprimiert. Die weiße Verfärbung muss sich innerhalb von zwei Sekunden wieder zurückbilden. Bei längerer Rekapillarisierungszeit liegt eine periphere Minderdurchblutung vor. In dieser Beurteilungsphase muss auf starke äußere Blutungen geachtet werden. Diese müssen umgehend z. B. durch manuelle Kompression gestoppt werden.

# „D" und „E"

Das ABC-Schema beinhaltet die absolut lebensnotwendigen Funktionen, die schnell beurteilt und falls notwendig umgehend behandelt werden müssen. Die Buchstaben „D" für Disability und „E" für Exposure gehören auch zur Beurteilung eines Notfallpatienten. Der Untersuchungsschritt Disability beurteilt den genaueren neurologischen Status und wird bei eingeschränktem Bewusstsein nach der schnellen Untersuchung durchgeführt. Beim Untersuchungsschritt Exposure wird der Patient nach Möglichkeit komplett entkleidet um ihn genau zu untersuchen. Dieser Untersuchungsschritt ist in die schnelle Traumauntersuchung bzw. die schnelle Untersuchung des Nicht-Traumapatienten integriert. In den jeweiligen Kapiteln werden diese Untersuchungsschritte behandelt.

# Testen Sie Ihr Wissen

1. Auf welchen Reiz reagiert ein Notfallpatient, wenn er bei der Beurteilung nach dem AVPU-Schema als „P" eingestuft wurde?
   a. Laute Ansprache
   b. Betreten des Raumes durch das Rettungsteam
   c. Schmerzreize
   d. Keine Reaktion

2. Durch was ist der Atemweg häufig verlegt, wenn ein schnarchendes Atemgeräusch wahrnehmbar ist?
   a. Flüssigkeiten, z.B. Blut
   b. Schwellungen, z.B. allergische Reaktion
   c. Tonusverlust der Weichteile im Rachenraum
   d. Zurückgefallene Zunge

3. Durch welche Maßnahme wird der Atemweg bei einem Traumapatienten mit Verdacht auf Wirbelsäulenverletzung freigemacht?
   a. Sellick-Handgriff
   b. Modifizierter Esmarch-Handgriff
   c. Überstrecken des Kopfes und Hochziehen des Unterkiefers
   d. Esmarch-Handgriff

4. Welche Gefahr besteht nicht beim Einlegen eines Oropharyngealtubus bei Patienten mit noch nicht komplett erloschenen Schutzreflexen?
   a. Auslösen von Erbrechen
   b. Auslösen eines Glottiskrampfes
   c. Auslösen einer Laryngospasmus
   d. Gefahr von Verletzungen des Ringknorpels

5. Welche Größe eines Nasopharyngealtubus ist für die meisten Erwachsenen passend?
   a. 6 – 7 mm ID
   b. 4 – 5 mm ID
   c. 2 – 3 mm ID
   d. 9 – 10 mm ID

6. Welcher Parameter wird bei der Kontrolle der Atmung nicht beurteilt?
   a. Atemfrequenz
   b. Atemzugvolumen
   c. Symmetrische Thoraxbewegungen
   d. Sauerstoffsättigung

7. Wie hoch ist die inspiratorische Sauerstoffkonzentration bei Verwendung einer Sauerstoffmaske mit Reservoirsystem?
   a. 85–90%
   b.    100%
   c. 35–60%
   d. 24–44%

8. Welcher Parameter wird bei der Kontrolle des Kreislaufs nicht beurteilt?
   a. EKG-Bild
   b. Pulsfrequenz
   c. Rhythmus
   d. Hautbeschaffenheit

9. Wie lange darf die Rekapillarisierungszeit bei einem 6-jährigen Kind mit normaler Perfusion dauern?
   a.    5 Sekunden
   b.    2 Sekunden
   c. 10 Sekunden
   d. 20 Sekunden

10. Was ist zu tun, wenn bei der Beurteilung der Kreislauffunktion starke äußere Blutungen gefunden werden?
    a. Patienten zuerst komplett untersuchen
    b. Sofortige Anlage eines großlumigen venösen Zugangs
    c. Blutung durch manuelle Kompression stillen
    d. Lockeren Verband anlegen

# Schnelle Traumauntersuchung

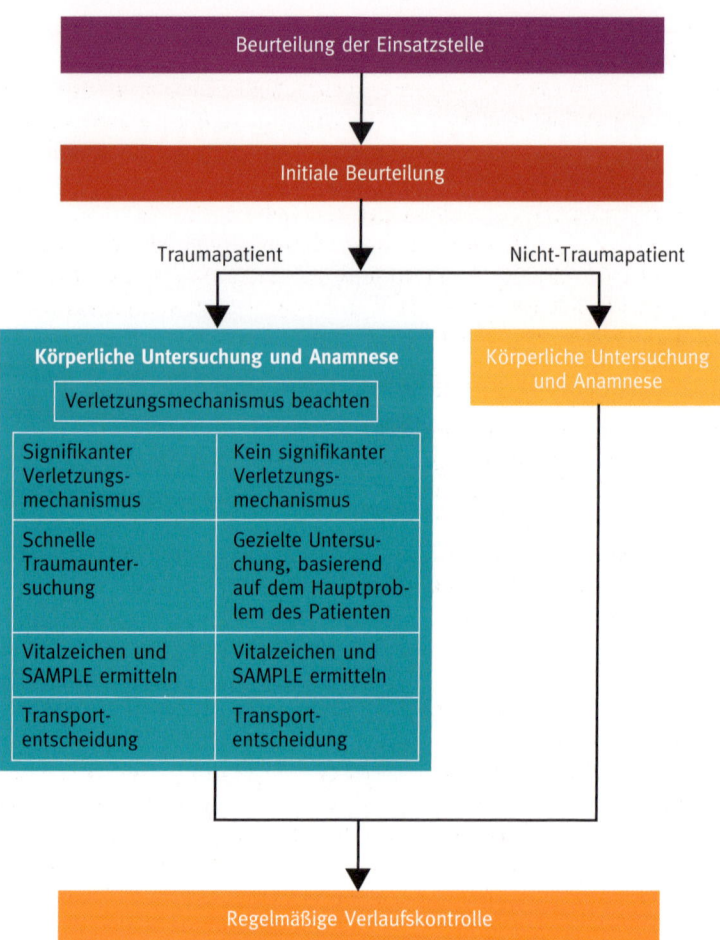

**Abb. 3.1:** Algorithmus Schnelle Traumauntersuchung

## Lernziele

Nach Durcharbeiten des Kapitels kennen Sie
- die einzelnen Schritte einer schnellen Traumauntersuchung
- Maßnahmen, die direkt nach Untersuchung der entsprechenden Körperregion erfolgen müssen
- Hilfsmittel, die bei einer schnellen Traumauntersuchung benötigt werden

# Fallbeispiel

RTW und NEF werden zu einem Arbeitsunfall in einer Neubausiedlung alarmiert. Der Rettungswagen trifft zuerst an der Einsatzstelle ein. Vor einem zweistöckigen Haus erwartet der Bauherr das Rettungsteam. Er berichtet, dass ein Arbeiter beim Anbringen der Regenrinnen abgestürzt ist. Nach Entnahme des notwendigen Materials begibt sich das Rettungsteam umgehend zur Einsatzstelle an der Gebäuderückseite. Der Teamführer des RTW weist den Bauherrn noch an, einen Arbeiter als Lotsen für das nachrückende Notarzteinsatzfahrzeug aufzustellen. Der Patient ist ein ca. 30 Jahre alter Mann, er liegt auf dem Rücken auf einem betonierten Platz. Neben ihm liegt eine umgestürzte Leiter. Er ist wach und ansprechbar. Die Haut des Patienten ist blass und schweißig. Der Teamführer stellt sich kurz vor, fragt was passiert ist und teilt dem Patienten mit, dass ein anderes Teammitglied seine Halswirbelsäule stabilisieren wird. Während dies passiert, beurteilt der Teamführer den Verunglückten nach dem ABC-Schema. Der Atemweg ist frei, die Atmung beschleunigt und der Puls am Handgelenk (Radialispuls) ist schlecht tastbar und schnell. Der Patient erhält umgehend hoch dosiert Sauerstoff (10–15 l/min) über eine Maske mit Reservoirsystem. Der Arbeiter berichtet, dass er die Dachrinne anbringen wollte und dabei die Leiter kippte und er abgestürzt ist. Er äußert Schmerzen an den Beinen. Gerade als der Teamführer die schnelle Untersuchung beginnen will, trifft das Team des Notarzteinsatzfahrzeugs ein. Der Notarzt fordert den Teamführer auf, seine Untersuchung fortzuführen und lässt sich eine kurze Übergabe machen. An Kopf und Halswirbelsäule sind keine schweren Verletzungen festzustellen. Die Halsvenen sind nicht gestaut, der Thorax ist stabil und die Atemgeräusche auf beiden Seiten gleich. Das Abdomen ist bei der Palpation links unterhalb des Rippenbogens schmerzempfindlich. Das Becken ist stabil. Bei der Untersuchung der Oberschenkel stellt sich heraus, dass der linke Oberschenkel stark geschwollen und unnatürlich beweglich ist. Die Untersuchung der Unterschenkel ergibt beidseitige Fehlstellungen. Der Patient wird nun zur Untersuchung des Rückens durch drei Helfer auf die rechte Seite gedreht. Es zeigt sich eine Stufenbildung im Bereich der Lendenwirbelsäule. Nach Untersuchung des Rückens wird er auf das Spineboard gedreht. Vor der Fixierung fordert der Teamführer den Arbeiter auf, die Finger und Fußzehen zu bewegen. Danach wird der Patient komplett auf dem Spineboard fixiert und anschließend in den Rettungswagen gebracht. Während der Fixierung auf das Spineboard erfragt der Helfer, der die Halswirbelsäule stabilisiert, die SAMPLE-Anamnese. Außer einer Allergie gegen Penicillin sind keine Vorerkrankungen bekannt, die letzte Nahrungsaufnahme liegt drei Stunden zurück. Die regelmäßige Verlaufskontrolle ergibt keine Veränderungen. Der Teamführer des Rettungswagens erhebt nun die Vitalzeichen, diese ergeben:

- Atemfrequenz 25/min
- Pulsfrequenz 120/min (Radialispuls – flach tastbar)
- Haut – blass und kaltschweißig
- Blutdruck 90/70 mmHg.

Dem Patienten werden umgehend zwei großlumige peripher-venöse Zugänge gelegt, die kristalloide Infusion wird allerdings nur zum Offenhalten angeschlossen. Der Transport findet unter Notarztbegleitung in die nächstgelegene unfallchirurgische Klinik statt. Dort wird der Patient vorangemeldet.

# Der Verletzungsmechanismus entscheidet

Wie ein Patient nach der initialen Beurteilung untersucht wird, entscheidet der Verletzungsmechanismus und somit die Art, in der Kräfte auf den Körper eingewirkt haben. Hat ein Patient einen signifikanten Verletzungsmechanismus erlitten, haben die Kräfte generalisiert auf den gesamten Körper eingewirkt. Daraus ergeben sich oft schwere Verletzungen. Immer wenn der Patient einen signifikanten Verletzungsmechanismus erlitten hat, muss eine schnelle Traumauntersuchung durchgeführt werden. Ist der Verletzungsmechanismus nicht zu ermitteln oder bestehen Zweifel, ob der Patient einen signifikanten Verletzungsmechanismus erlitten hat, sollte immer die schnelle Traumauntersuchung durchgeführt werden. Die schnelle Traumauntersuchung ist eine systematische Untersuchung von Kopf nach Fuß. Durch die Anwendung der schnellen Traumauntersuchung können lebensbedrohliche Verletzungen schnell entdeckt werden. Dieses systematische Vorgehen von Kopf nach Fuß gewährleistet, dass alle Körperbereiche untersucht werden. Außerdem besteht dabei weniger die Gefahr, dass bedrohlich wirkende Verletzungen den Untersuchenden von den lebensbedrohlichen Verletzungen ablenken und diese gar übersehen werden. Die schnelle Traumauntersuchung ist nach maximal zwei Minuten abgeschlossen. Voraussetzung hierfür ist, dass die Untersuchung ohne Unterbrechung durchgeführt werden kann. Vorgefundene Verletzungen sind verbal allen Teammitgliedern mitzuteilen und notwendige Maßnahmen nach Möglichkeit zu delegieren. Zur Durchführung der schnellen Traumauntersuchung sollte der Patient komplett entkleidet werden. Hierbei ist auf die Wahrung der Intimsphäre des Patienten und den Wärmeerhalt zu achten. Ist der Verletzungsmechanismus nicht signifikant, wird nach der initialen Beurteilung des Patienten eine gezielte Untersuchung durchgeführt. Diese basiert auf den Angaben des Patienten. Ein Beispiel hierfür ist ein Arbeiter, der bei

Eintreffen des Rettungsdienstpersonals in einer Werkstatt auf einem Stuhl sitzt und berichtet, dass er sich seinen Arm in einer Maschine gequetscht hat. Voraussetzung für eine gezielte Untersuchung ist, dass der Patient wach, ansprechbar und orientiert ist.

# Kopf

Während ein Teammitglied die Halswirbelsäule und den Kopf in Neutral-position manuell stabilisiert, untersucht der Teamführer den Kopf des Patienten. Der knöcherne Schädel wird vorsichtig abgetastet und inspiziert. Das Abtasten darf nicht zu behutsam durchgeführt werden, denn durch zu behutsames Abtasten lassen sich knöcherne Verletzungen schwer fest-stellen.

Das Abtasten beginnt am Schädeldach. Der Kopf muss vorsichtig umfasst werden, um auch das Hinterhaupt zu beurteilen. Nach dem Hinterhaupt muss der seitliche Schädel und anschließend der Gesichtsschädel unter-sucht werden. Ist eine Instabilität des Schädelknochens spürbar, darf dort nicht noch einmal abgetastet werden, um mögliche Knochensplitter nicht in das Schädelinnere zu drücken. Fremdkörper müssen in ihrer vorgefun-denen Position belassen und stabilisiert werden. Der Untersucher muss seine Handschuhe regelmäßig auf Blutspuren überprüfen.

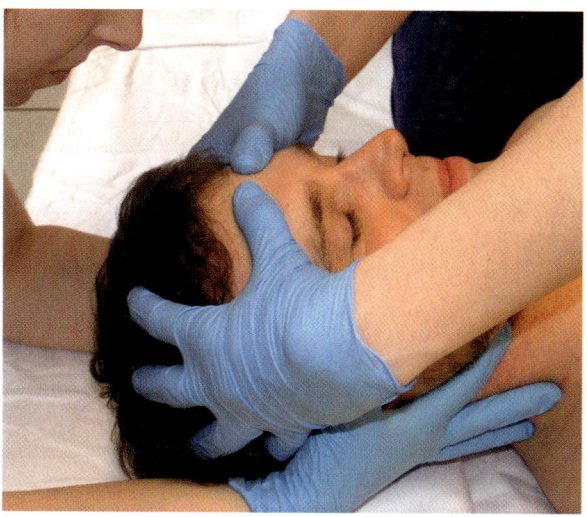

**Abb. 3.2:** Untersuchung des Kopfes

# Hals

Der Hals und die Halswirbelsäule werden inspiziert und vorsichtig abgetastet. Dabei ist im Bereich der Halswirbelsäule auf Schmerzen bei der
Palpation, Stufenbildungen und Verspannungen zu achten. Sind am Hals
stark blutende Wunden sichtbar, müssen diese umgehend durch manuelle
Kompression gestillt werden, da Wunden in diesem Bereich rasch zu einem
enormen Blutverlust des Patienten führen können. Bei der Inspektion der
Halsvorderseite ist auf eine Stauung der Halsvenen und eine Seitenverlagerung der Trachea zu achten. Die Stauung der Halsvenen ist ein Zeichen für
eine Abflussbehinderung des Blutes, z.B. verursacht durch eine Druck-
erhöhung im Thorax, wie dies bei einem Spannungspneumothorax der Fall
ist. Bei der Untersuchung der vorderen Halsregion muss auch nach dem
Vorhandensein eines subkutanen Emphysems gesucht werden. Das Vorhandensein eines subkutanen Emphysems ist ein Zeichen dafür, dass Luft
aus dem respiratorischen System in die Halsregion eintritt und weist auf
eine Hals- oder Thoraxverletzung hin. Nach Untersuchung des Halses wird
umgehend ein HWS-Stützkragen angelegt.

# Thorax

Die Untersuchung des Thorax beinhaltet sowohl eine Inspektion, das
Abtasten und die Auskultation des Thorax. Bei der Inspektion ist auf Verletzungszeichen wie Abschürfungen, Instabilität und Prellmarken zu achten. Weiterhin muss auf
- asymmetrische Thoraxbewegungen
- Einsatz der Atemhilfsmuskulatur
- offene Thoraxverletzungen
- paradoxe Atmung
- pathologische Atemmuster
- thorakale Einziehungen

geachtet werden. Auch beim Abtasten des Thorax ist auf die oben genannten Verletzungszeichen zu achten.
Das Abtasten des Thorax wird an den Schlüsselbeinen begonnen. Anschließend wird der Thorax vorsichtig seitlich komprimiert. Danach erfolgt das
Abtasten des Brustbeins. Vorgefundene Verletzungen müssen sofort behandelt werden. So kann z.B. ein bewegliches Thoraxwandsegment durch manuelle Kompression oder durch großflächiges Ankleben großer, dicker
Wundauflagen stabilisiert werden. Offene Thoraxverletzungen können mit
einem Ventilverband, d.h ein Verband der nur an drei Seiten mit Klebe-
band am Thorax fixiert ist, verschlossen werden. Das so erzeugte Ventil ist
notwendig, damit Luft aus dem Thorax entweichen kann und sich kein

Spannungspneumothorax entwickelt. Nach Abtasten des Thorax wird durch Auskultation mit einem Stethoskop überprüft, ob Atemgeräusche vorhanden und seitengleich sind.

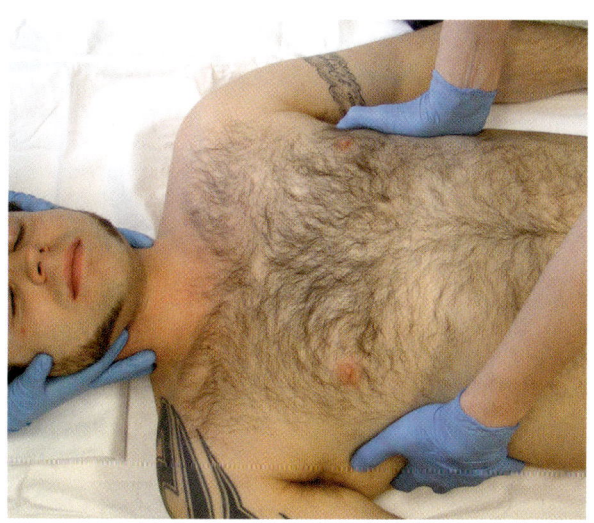

**Abb. 3.3:** Seitliche Kompression des Thorax

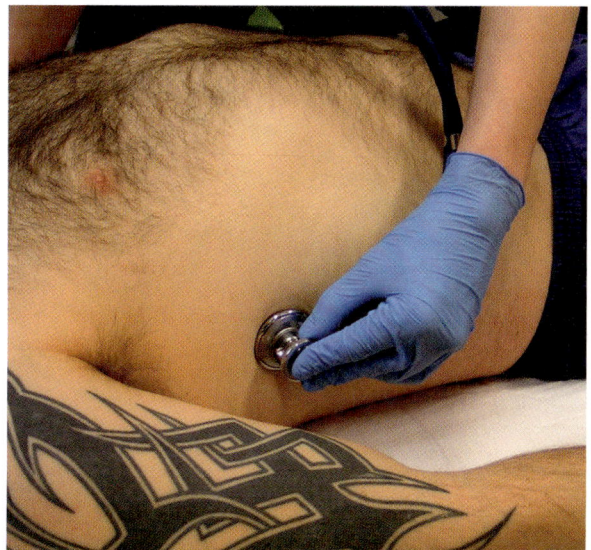

**Abb. 3.4:** Auskultation des Thorax

Auskultationspunkte sind die rechte und linke mittlere Axillarlinie auf Höhe des 5. Interkostalraumes. Sind die Atemgeräusche nicht seitengleich, kann eine zusätzliche Perkussion hilfreich sein. Allerdings ist diese Maßnahme gerade bei außerklinischen Notfällen aufgrund der umgebenden Geräuschkulisse häufig schwierig. Nach Auskultation der Atemgeräusche sollten auch die Herzgeräusche auskultiert werden. Hierbei geht es nicht um eine differenzierte Diagnosestellung, sondern lediglich um die Aufnahme der momentanen Herzgeräusche. Diese dienen im weiteren Verlauf dazu Veränderungen festzustellen. Ein, aufgrund weiterer Untersuchungsergebnisse, festgestellter Spannungspneumothorax muss sofort durch eine Nadeldekompression entlastet werden. Eine solche Maßnahme darf nur durch eine darin ausgebildete Person durchgeführt werden.

## Abdomen

Das Abdomen wird durch Inspektion und Abtasten untersucht. Stark blutende Wunden müssen umgehend durch manuelle Kompression behandelt werden. Herausgetretene Eingeweide werden mit sterilen Wundauflagen locker abgedeckt und feucht gehalten. Bei der Inspektion des Abdomens ist im Besonderen auf Abschürfungen und Prellmarken zu achten. Das Abdomen wird in allen vier Quadranten abgetastet. Hierbei ist auf Druck-

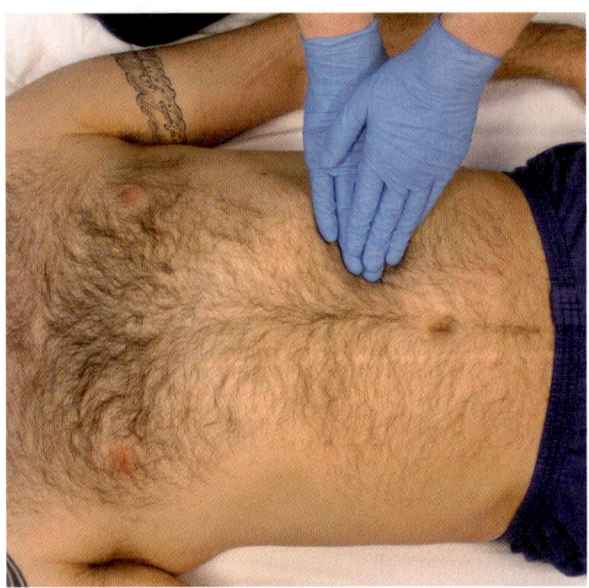

**Abb. 3.5:** Abtasten des Abdomens

schmerz und Abwehrspannung, sowie auf eine abnormale Ausdehnung des Abdomens zu achten. Diese können Zeichen für einen hohen inneren Blutverlust sein.

## Becken

Nach der Inspektion wird das Becken seitlich komprimiert. Hierbei ist auf Druckschmerz und Instabilität zu achten. Sollte das Becken bei der seitlichen Kompression stabil sein, wird eine weitere Kompression beidseitig auf dem Beckenkamm nach hinten durchgeführt. Dieser Untersuchungsschritt entfällt, wenn das Becken schon bei der ersten Untersuchung instabil ist oder die Kompression Druckschmerz auslöst. Weiterhin ist bei der Inspektion auf Blutspuren an der Unterwäsche zu achten, die Blutungen aus dem Genitalbereich vermuten lassen.

## Untere Extremitäten

Die Untersuchung der unteren Extremitäten beginnt bei den Oberschenkeln. Diese werden auf Verletzungszeichen hin inspiziert und abgetastet. Verletzungen der Unterschenkel oder der Füße sind selten lebensbedrohlich. Die Untersuchung darf, gerade wenn durch vorhergehende Untersu-

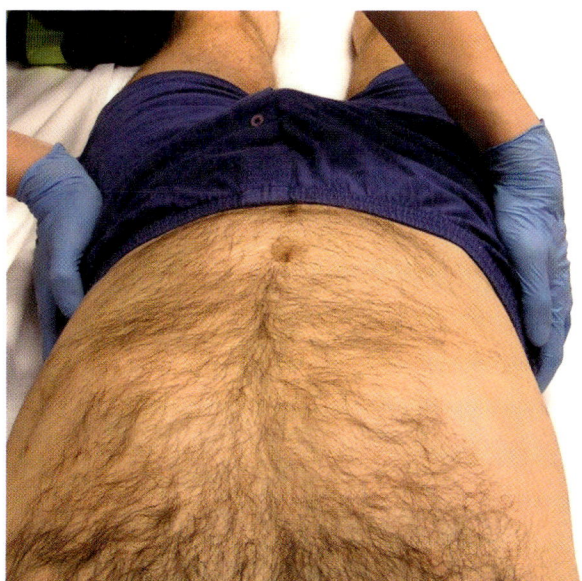

**Abb. 3.6:** Seitliche Kompression des Beckens

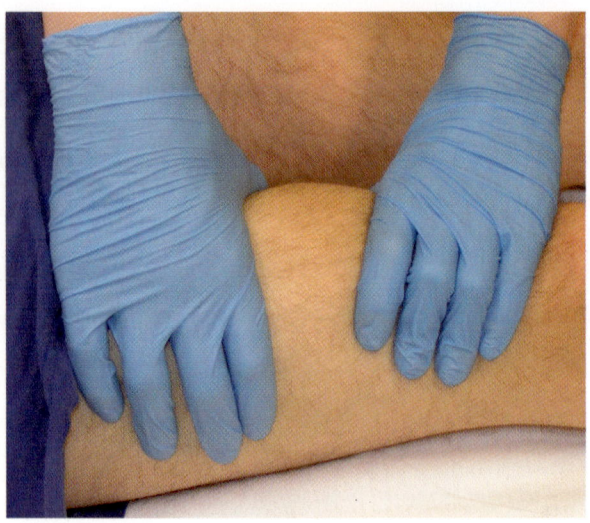

**Abb. 3.7:** Untersuchung des Oberschenkels

chungen lebensbedrohliche Verletzungen festgestellt wurden, nur wenig Zeit in Anspruch nehmen.

## Obere Extremitäten

Wie schon Verletzungen von Unterschenkeln und Füßen, sind Verletzungen der oberen Extremitäten selten lebensbedrohlich. Eine schnelle Inspektion auf Verletzungszeichen wie offensichtliche Wunden, Fehlstellungen und Schwellungen ist in dieser Untersuchungsphase ausreichend. An dieser Stelle sollte überprüft werden, ob der Patient Finger und Zehen bewegen und fühlen kann.

## Rücken

Um den Rücken des Patienten zu untersuchen, wird der Patient achsengerecht unter manueller Stabilisierung der Halswirbelsäule auf die Seite gedreht. Der Rücken wird nun auf Verletzungszeichen hin inspiziert und abgetastet. Nach Abschluss der Untersuchung wird der Patient zur kompletten Bewegungseinschränkung achsengerechtet auf ein Spineboard oder eine Schaufeltrage gedreht.

# Vitalzeichen und SAMPLE

Erst nach Abschluss der schnellen Traumauntersuchung werden die Vitalzeichen exakt ermittelt. Ob dies noch vor Transportbeginn durchgeführt wird, entscheidet der Zustand des Patienten. Bei instabilen Traumapatienten sollte die exakte Ermittlung der Vitalzeichen auf dem Weg zur Klinik erfolgen. Eine Kurzanamnese kann z. B. während der Fixierung auf dem Spineboard oder der Schaufeltrage durch den Helfer, der die Halswirbelsäule manuell stabilisiert durchgeführt werden. Kann der Patient selbst hierüber keine Auskunft geben, sollten Angehörige, Freunde oder Umstehende befragt werden. Die Merkhilfe SAMPLE lässt hierbei keine wichtigen Informationen vergessen.

| Tab. 3.1: SAMPLE-Anamnese | | |
|---|---|---|
| **S** | ymptome | z. B. Übelkeit, Erbrechen, Kopfschmerz |
| **A** | llergien | speziell im Hinblick auf eine medikamentöse Therapie |
| **M** | edikamenteneinnahme | z. B. Dauermedikation |
| **P** | ersönliche Geschichte | aktuell bestehende Erkrankungen, Vorerkrankungen, Operationen, Schwangerschaft |
| **L** | etzte Nahrungsaufnahme | feste und flüssige Nahrung |
| **E** | reignisse in Bezug auf das Unfallgeschehen oder die akute Erkrankung | z. B. was hat der Patient gemacht, als die Beschwerden begonnen haben |

Zu den Vitalzeichen finden Sie mehr in Kapitel „Vitalzeichen – einfach nur vital".

# Kurze neurologische Beurteilung

Patienten mit eingeschränktem Bewusstsein sollten am Ende der schnellen Traumauntersuchung eine kurze neurologische Beurteilung erhalten. Hierzu gehört die Beurteilung der Pupillen auf Seitengleichheit und Lichtreaktion. Weiterhin sollte der Patient nach dem Glasgow-Coma-Scale beurteilt werden. Veränderungen des Bewusstseins werden nicht nur durch ein Trauma hervorgerufen, auch medizinische Ursachen können das Bewusstsein verändern. Aus diesem Grund muss bei allen bewusstseinsgestörten

Patienten eine Blutzuckerkontrolle durchgeführt werden. Weiterer Einfluss auf die neurologische Beurteilung kann das Ergebnis der SAMPLE-Anamnese haben, wenn vom Patienten Medikamente oder Drogen eingenommen wurden, die das Bewusstsein beeinflussen können.

# Testen Sie Ihr Wissen

1. Bei welchem der nachfolgend genannten Patienten muss keine schnelle Traumauntersuchung durchgeführt werden?
   a. Patient ist aus 5 Metern Höhe abgestürzt
   b. Patient wurde bei einem Verkehrsunfall aus dem Fahrzeug geschleudert
   c. Patient hat sich mit der Kreissäge einen Finger abgetrennt
   d. Patient wurde auf einer Durchgangsstrasse von einem PKW angefahren

2. Wie lange sollte die schnelle Traumauntersuchung maximal dauern?
   a. max.  2 Minuten
   b. max. 10 Minuten
   c. max.  5 Minuten
   d. max. 15 Minuten

3. Nach welchem der nachfolgenden Zeichen wird bei einer schnellen Traumauntersuchung nicht gesucht?
   a. Stufenbildung der Wirbelsäule
   b. Bewegliches Thoraxwandfragment
   c. Offene Thoraxwunde
   d. Herzrhythmusstörungen

4. Wo beginnt die schnelle Traumauntersuchung?
   a. Kopf
   b. Hals
   c. Thorax
   d. Untere Extremität

5. Worauf ist bei der Inspektion der Halsvorderseite als ein Zeichen für eine Abflussbehinderung zu achten?
   a. Schürfwunden
   b. Prellmarken
   c. Gestaute Halsvenen
   d. Hämatome

6. Worauf ist bei der Inspektion des Thorax zusätzlich zu den üblichen Verletzungszeichen nicht zu achten?
   a. Asymmetrische Thoraxbewegungen
   b. Paradoxe Atmung
   c. Einsatz der Atemhilfsmuskulatur
   d. Sauerstoffsättigung

7. Durch welche Maßnahme wird ein Spannungspneumothorax initial behandelt?
   a. Manuelle Stabilisierung der Thoraxwand
   b. Anlage eines Ventilverbandes
   c. Nadeldekompression
   d. Aufkleben eines Polsters

8. Wie werden aus dem Abdomen herausgetretene Eingeweide behandelt?
   a. Sofort wieder in das Abdomen zurückdrücken
   b. Mit sterilen Wundauflagen abdecken und feucht halten
   c. Keine Behandlung notwendig
   d. Druckverband anlegen

9. Was ist zu tun, wenn bei der seitlichen Kompression des Beckens eine Instabilität auffällt?
   a. Keine weiteren Untersuchungen am Becken durchführen
   b. Beidseitigen Druck auf den Beckenkamm ausüben
   c. Untersuchung sofort unterbrechen und Patienten transportieren
   d. Untersuchung unterbrechen und zwei großlumige Zugänge legen

10. Mit welcher Merkhilfe können die wichtigsten anamnestischen Hinweise erfasst werden?
    a. DCAP-BTLS
    b. ABC
    c. AVPU
    d. SAMPLE

# Untersuchung von Nicht-Traumapatienten

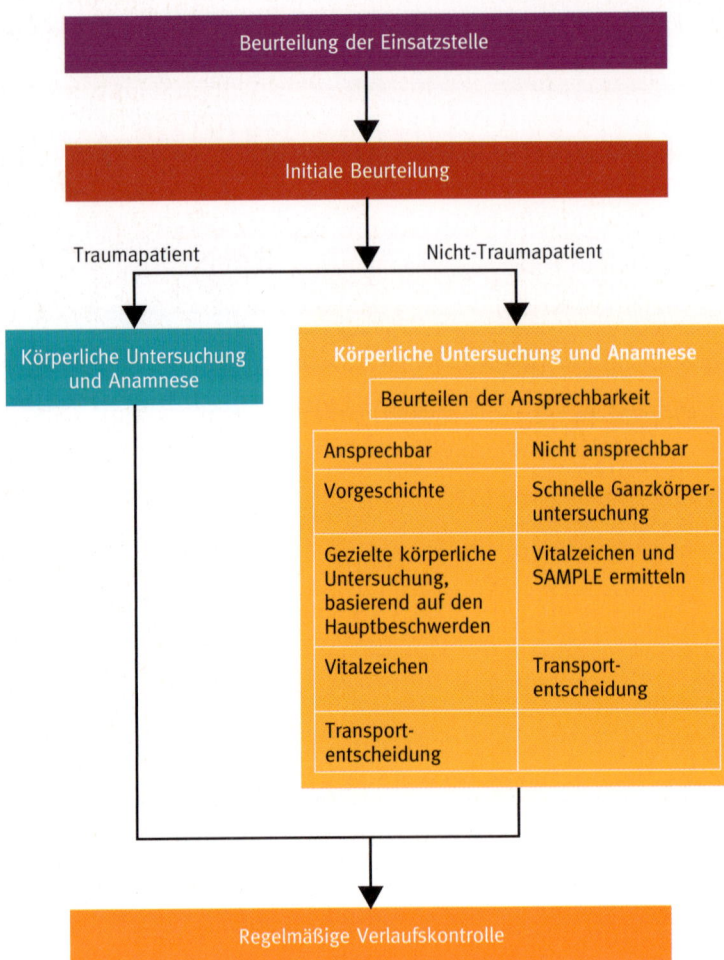

**Abb. 4.1:** Algorithmus Schnelle Untersuchung des Nicht-Traumapatienten

## Lernziele

Nach Durcharbeiten des Kapitels kennen Sie
- die einzelnen Schritte der Untersuchung eines Nicht-Traumapatienten
- die Entscheidungskriterien für eine schnelle Ganzkörperuntersuchung
- mögliche Hauptbeschwerden des Patienten
- die Bestandteile der Patientenvorgeschichte

# Fallbeispiel

An einem Sonntagvormittag wird ein Rettungswagen mit dem Einsatzstichwort „Atemnot" in eine Wohnsiedlung am Stadtrand alarmiert. Das Notarzteinsatzfahrzeug wird parallel alarmiert. Nach einer Anfahrtszeit von 8 Minuten trifft der Rettungswagen ein. Mit Notfallrucksack, Sauerstofftasche, Absaugpumpe und Defibrillator ausgerüstet, begibt sich das Team zur Haustür. Dort empfängt sie eine Frau, die berichtet, dass ihr Mann seit einer halben Stunde Probleme mit der Atmung habe. Aus einem Zimmer ist schon an der Haustür ein deutlich pfeifendes Atemgeräusch wahrzunehmen. Ein ca. 40 Jahre alter Mann sitzt auf einem Stuhl und stützt die Arme auf seinen Oberschenkeln ab. Er kann kaum mehr als zwei Worte sprechen ohne sofort wieder Luft holen zu müssen. Der Teamführer führt umgehend die initiale Beurteilung nach dem ABC-Schema durch. Diese ergibt einen freien Atemweg, eine stark beschleunigte Atmung und einen gut tastbaren, leicht beschleunigten Puls am Handgelenk (Radialispuls) des Patienten. Der Patient wird umgehend mit hoch dosiertem Sauerstoff (10 – 15 l/min) über eine Maske mit Reservoirsystem versorgt und angeleitet gegen die zusammengepressten Lippen (Lippenbremse) auszuatmen. Die Ehefrau berichtet, dass ihr Mann eine halbe Stunde vor Beginn der Atemnot eine Schmerztablette wegen seinen Rückenschmerzen eingenommen hat. Wegen der Schwierigkeiten zu sprechen, befragt der Teamführer die Ehefrau des Patienten zur SAMPLE-Anamnese des Patienten. Bis auf Rückenprobleme sind bei dem Mann keinerlei Vorerkrankungen bekannt, Allergien und eine Dauermedikation bestehen nicht. Allerdings hat er zum ersten Mal Ibuprofen als Schmerztablette eingenommen. Außer der starken Atemnot liegen keine weiteren Probleme vor. Bei der Auskultation ist ein deutliches Giemen und Brummen hörbar. Aufgrund der Bronchospastik erhält der Patient umgehend Salbutamol über einen Verneblersystem. In diesem Moment trifft der Notarzt an der Einsatzstelle ein und erhält eine kurze Übergabe. Parallel hierzu werden jetzt die Vitalzeichen exakt erhoben, EKG und Pulsoximetrie angebracht. Schon nach kurzer Zeit verbessert sich der Zustand des Patienten. Nach Anlage eines peripher-venösen Zugangs erhält der Patient hierüber ein Kortikoid und eine kristalloide Infusion zum Offenhalten des venösen Zugangs. Anschließend wird der Transport zum Rettungswagen vorbereitet. Im Rettungswagen wird die regelmäßige Verlaufskontrolle durchgeführt. Der Zustand des Mannes bessert sich zusehends und der Transport zur nächstgelegenen Klinik kann beginnen.

# Ansprechbar oder nicht?

Die Art der Untersuchung von Nicht-Traumapatienten ist abhängig von deren Bewusstseinsgrad. Ansprechbare Nicht-Traumapatienten machen eine andere Vorgehensweise notwendig. Bei diesen Patienten steht die Befragung der Patienten im Vordergrund. Nicht-ansprechbare Patienten werden von Kopf nach Fuß untersucht um die Ursachen für die akute Erkrankung zu finden und ein Trauma als Ursache auszuschließen.

# Nicht ansprechbar – schnell von Kopf nach Fuß

Nach Abschluss der initialen Beurteilung und Behandlung von lebensbedrohlichen Problemen, wie z. B. einem verlegten Atemweg, wird der nicht-ansprechbare Patient von Kopf nach Fuß untersucht. Neben den Zeichen für eine akute Erkrankung ist auch auf Zeichen von Verletzungen zu achten, um ein Trauma ausschließen zu können.

## Kopf

Während der Kopf und die Halswirbelsäule manuell in Neutralposition stabilisiert werden, ist der Atemweg kontinuierlich unter Absaugbereitschaft zu überwachen. Der Kopf wird vorsichtig vom Schädeldach her abgetastet. Dabei ist auch das Hinterhaupt zu erfassen. Wie schon bei der schnellen Traumauntersuchung, muss der Untersuchende seine Handschuhe regelmäßig auf Blutspuren hin überprüfen. Neben der Inspektion auf Verletzungszeichen ist auf die Symmetrie des Gesichtes, insbesondere der Augenlider und Mundwinkel zu achten. Die Pupillen werden auf Größe, Lichtreaktion und Seitengleichheit überprüft. Hierbei sind auch Binde- und Lederhaut des Auges zu inspizieren. Zum Beispiel kann eine blasse Bindehaut ein Zeichen einer Minderperfusion, eine gelbe Lederhaut das Zeichen für eine Lebererkrankung sein.

## Hals

Die Halswirbelsäule wird vorsichtig abgetastet. Bei der Inspektion der Halsvorderseite ist besonders auf eine Stauung der Halsvenen zu achten. Häufig ist bei Nicht-Traumapatienten eine Rechtsherzbelastung Ursache für eine Halsvenenstauung. Einziehungen im Bereich der so genannten Drosselgrube (Jugulum) sind häufig Zeichen für eine Atemstörung und machen eine erneute Beurteilung von Atemweg und Atmung umgehend erforderlich. Bei der Untersuchung des Halses ist auf das Vorhandensein eines Tracheostomas zu achten. Teilweise Verlegungen einer Trachealkanüle können durch die so entstandene Hypoxie zu einem Bewusstseinsverlust führen.

## Thorax

Bei der Untersuchung des Thorax ist auf Einziehungen, Operationsnarben und symmetrische Thoraxbewegungen zu achten. Sind Einziehungen vorhanden muss das Atemminutenvolumen überprüft werden. Operationsnarben können auf eine Gefäß- oder Herzoperation oder auf einen implantierten Schrittmacher hinweisen. Die Atemgeräusche müssen durch Auskultation untersucht werden, hierbei ist auf das seitengleiche Vorhandensein der Atemgeräusche, wie auch auf abnormale Atemgeräusche zu achten. Hierzu gehören feuchte Rasselgeräusche, Giemen, Brummen und Pfeifen. Während der Untersuchung des Thorax ist auch auf pathologische Atemmuster wie z. B. eine Cheyne-Stokes-Atmung zu achten.

## Abdomen

Bei der Inspektion und Abtastung des Abdomens ist auf Aufblähung und Operationsnarben zu achten. Das Abdomen wird in allen vier Quadranten abgetastet, hierbei ist auf Druckschmerzhaftigkeit und Abwehrspannung zu achten.

## Becken

Das Becken wird auf Instabilität und Blutungen hin untersucht. Zusätzlich ist darauf zu achten, ob der Patient Stuhl oder Urin abgelassen hat.

## Extremitäten

Die Extremitäten werden abgetastet und inspiziert. Hierbei ist auf Verletzungen, farbliche Veränderungen (Blässe, Marmorierung, Rötung und Zyanose), die Hauttemperatur und das Vorhandensein von Ödemen zu achten. Wichtig ist immer ein Seitenvergleich der Extremitäten.

## Rücken

Nach achsengerechter Drehung wird der Rücken des Patienten inspiziert und abgetastet. Auch hierbei ist auf Verletzungszeichen und Hautveränderungen zu achten.

## Vitalzeichen, SAMPLE und EKG & Co.

Nach der schnellen Untersuchung von Kopf nach Fuß werden die Vitalzeichen des Patienten exakt ermittelt. Wichtige anamnestische Hinweise müssen bei nicht-ansprechbaren Patienten von Angehörigen oder Umstehenden erhoben werden. Die Merkhilfe SAMPLE lässt hierbei keine wichtige Information vergessen. Nach Abschluss der schnellen Untersuchung von Kopf nach Fuß ist der Einsatz von diagnostischen Hilfsmitteln wie der Blutzuckermessung, einer EKG-Ableitung, der Pulsoximetrie und der Kapnographie sinnvoll.

# Ansprechbar – zuerst die Geschichte

Nach Abschluss der initialen Beurteilung eines ansprechbaren Nicht-Traumapatienten unterscheidet sich das weitere Vorgehen von der Untersuchung eines Traumapatienten bzw. eines nicht-ansprechbaren Patienten. Bei diesen Patienten steht die Erhebung der Vorgeschichte im Vordergrund. Informationen werden durch die Befragung des Patienten, Angehöriger und Umstehender erhoben. Auch das Umfeld des Patienten kann wichtige Informationen über die Vorgeschichte liefern. Viele der Informationen aus dem Umfeld des Patienten werden schon bei der Beurteilung der Einsatzstelle wahrgenommen und fließen jetzt in die weitere Beurteilung ein. Ist bei einem Patient mit akuter Atemnot z. B. ein Sauerstoffkonzentrator vorhanden, handelt es sich wahrscheinlich um einen Patienten mit einer vorbestehenden Lungenerkrankung. Die beste Quelle für Informationen über einen Patienten, ist der Patient selbst. Solange ein Mensch adäquate Auskunft über sich geben kann, müssen diese Informationen von ihm erhoben werden. Patienten mit eingeschränktem Bewusstsein, Kinder und teilweise alte Menschen, die z. B. desorientiert sind, können diese Informationen nicht oder zumindest nicht zufrieden stellend geben. In dieser Situation muss versucht werden Informationen von Familienangehörigen oder Umstehenden einzuholen. Allerdings kann die Glaubhaftigkeit dieser Aussagen eingeschränkt sein. Um die Vorgeschichte erheben zu können, werden zwei Arten von Fragen gestellt:
- Offene Fragen
- Geschlossene Fragen.

Offene Fragen, wie z. B.: „Können sie ihre Schmerzen beschreiben?" lassen dem Patienten eine breite Antwortmöglichkeit, helfen aber den Informationsfluss in Gang zu bringen. Geschlossene Fragen hingegen sind gezielt und lassen nur kurze, aber meist präzise Antworten zu. Ein Beispiel für eine geschlossene Frage ist: „Ist ihr Brustschmerz brennend?". Beide Fragearten können zur Ermittlung der Vorgeschichte verwendet werden. Bei manchen Patienten, wie z. B. einem Menschen der aufgrund seiner ausgeprägten Atemnot nicht in der Lage ist lange Sätze zu sprechen, sollten ausschließlich geschlossene Fragen gestellt werden, die es dem Patienten ermöglichen kurz und präzise zu antworten. Die Fragen dürfen keine medizinischen Fremdwörter beinhalten, da der Patient diese höchstwahrscheinlich nicht versteht und somit auch keine Antwort auf die gestellten Fragen geben kann. Einige einfache Techniken können die Befragung erleichtern. Eine kurze Vorstellung des Teams mit Namen und Berufsbezeichnung muss selbstverständlich sein. Die Frage nach dem Namen des Patienten schafft die erste persönliche Brücke und ermöglicht die korrekte Ansprache während des gesamten Einsatzes. Auch eine Erklärung, dass weitere Fragen notwendig sind, um dem Patienten helfen zu können, erleichtern das weitere Vorgehen. Das aktive Zuhören ist ebenso wichtig. Gestellte Fragen, deren Antworten keiner aufmerksam aufnimmt werden kein Vertrauensverhältnis erzeugen. Stimme und Körperhaltung des Helfers beeinflussen das Verhältnis zwischen Patient und Helfer sehr. Nach Möglichkeit sollte sich der Helfer auf Augenhöhe des Patienten begeben und während des Gesprächs Augenkontakt mit dem Patienten herstellen und halten.

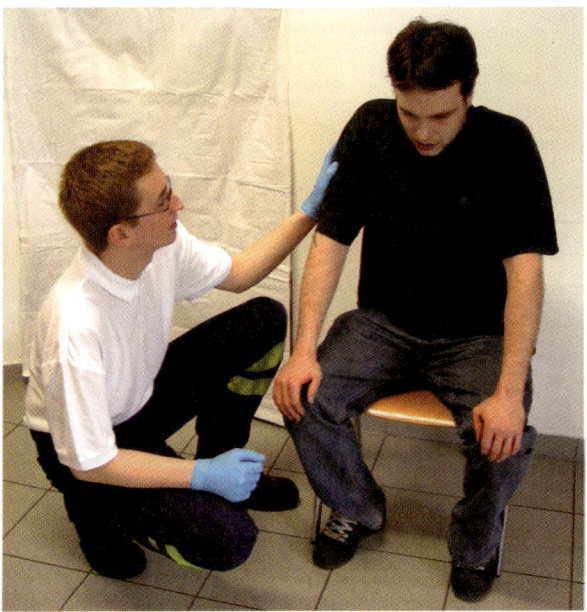

**Abb. 4.2:** Befragung des Patienten

Eine vorsichtige Berührung des Patienten, wie z. B. das Halten der Hand
oder das Auflegen der Hand auf den Arm des Patienten bei der Befragung,
hilft die Ängste eines Menschen zu reduzieren. Hierdurch wird das Vertrauensverhältnis zwischen Patient und Helfer verstärkt.

## Hauptbeschwerden

Bei ansprechbaren Patienten müssen zuerst die Hauptbeschwerden ermittelt werden. Diese sind häufig der Grund für die Alarmierung des Rettungsdienstes. Auf die Frage: „Was ist ihr Problem?" oder „Wie können wir ihnen
helfen?" wird der Patient in den meisten Fällen seine Hauptbeschwerden
äußern. Die Patienten äußern ihre Hauptbeschwerden häufig mit Sätzen
wie zum Beispiel:
- „Ich bekomme keine Luft"
- „Das Atmen fällt mir heute so schwer"
- „Ich habe einen furchtbaren Druck auf der Brust"
- „Ich habe das Gefühl mein Kopf platzt gleich"
- „Ich fühle mich so schwach."

## Umstände des aktuellen Problems

Weitere Fragen sind notwendig um die Umstände des aktuellen Problems
aufzudecken. Es ist wichtig folgende Informationen zu erhalten und dazu
die richtigen Fragen zu stellen:

| **Tab. 4.1:** Fragen zur Aufdeckung des aktuellen Patientenproblems | |
|---|---|
| Beginn | Was haben sie gemacht, als die Schmerzen begannen? |
| Provokation/Palliation | Was macht die Schmerzen schlimmer oder wann/ wie sind die Schmerzen besser auszuhalten? |
| Qualität | Können Sie die Schmerzen näher beschreiben? |
| Region/Ausstrahlung | Wo genau sind die Schmerzen? Strahlen die Schmerzen aus? |
| Schmerzstärke | Wie stark sind ihre Schmerzen? (Hierbei ist die Verwendung einer Schmerzskala sinnvoll) |
| Zeitpunkt | Wann haben die Schmerzen begonnen? |

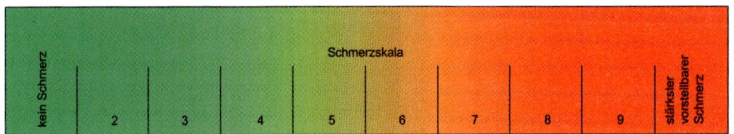

**Abb. 4.3:** Schmerzskala

# Vorgeschichte

Zur Vorgeschichte des Patienten gehört der aktuelle Gesundheitszustand wie z.B. Bluthochdruck, Herzerkrankungen oder Krankheiten des Atmungssystems. Wichtig ist es auch Erkrankungen oder Operationen in der Vergangenheit zu erfragen. Diese können Hinweise auf das aktuelle Problem des Patienten geben. Schwere Verletzungen in der Vergangenheit können nach wie vor Auswirkungen auf den Gesundheitszustand eines Menschen haben und müssen deshalb erfragt werden. Erkrankungen in der Familie sind speziell bei jungen Menschen mit Brustschmerzen ein wichtiger Hinweis, da eine familiäre Belastung das Risiko kardiale Erkrankungen zu erleiden erhöhen kann. Die Dauermedikation eines Patienten gibt häufig Aufschluss über vorbestehende Erkrankungen, hierbei ist nicht nur nach rezeptpflichtigen Arzneimitteln zu fragen, sondern auch nach Arzneimitteln, die rezeptfrei erhältlich sind. Die Frage nach bekannten Allergien ist speziell im Hinblick auf eine medikamentöse Therapie von großer Bedeutung. Bei Frauen im gebärfähigen Alter muss immer nach der Möglichkeit einer Schwangerschaft gefragt werden. Ebenso ist die Frage nach der Menstruation und Menstruationsproblemen sehr wichtig.

| **Tab. 4.2:** Bestandteile der Patientenvorgeschichte |
| --- |
| Aktueller Gesundheitszustand |
| Erkrankungen in der Vergangenheit |
| Operationen |
| Schwere Verletzungen |
| Familiäre Belastung |
| Dauermedikation |
| Bekannte Allergien |
| Schwangerschaft |
| Menstruation und Menstruationsprobleme |

## Gezielte Untersuchung und Vitalzeichen

Bei ansprechbaren Patienten ist eine Untersuchung von Kopf nach Fuß nicht erforderlich. Es wird die Körperregion untersucht, die dem Patienten Probleme bereitet. Neben der körperlichen Untersuchung werden hierzu diagnostische Hilfsmittel wie das EKG, die Pulsoximetrie oder die Kapnographie eingesetzt. Nach Abschluss der gezielten körperlichen Untersuchung müssen die Vitalzeichen exakt erhoben werden.

# Testen Sie Ihr Wissen

1. Auf welche der nachfolgend genannten Eigenschaften wird bei der Beurteilung der Pupillen nicht geachtet?
   a. Seitengleichheit
   b. Augenfarbe
   c. Lichtreaktion
   d. Größe

2. Was ist bei Nicht-Traumapatienten häufig Ursache für eine Halsvenenstauung?
   a. Rechtsherzbelastung
   b. Intraabdominelle Blutung
   c. Cerebrale Blutung
   d. Cerebraler Krampfanfall

3. Auf was muss bei der Untersuchung des Thorax nicht geachtet werden?
   a. Einziehungen
   b. Symmetrische Thoraxbewegungen
   c. Operationsnarben
   d. Sauerstoffsättigung

4. Welche Hautfarbe ist bei der Inspektion der Extremitäten kein Zeichen einer krankhaften Veränderung?
   a. Marmorierung
   b. Gerötete Haut
   c. Rosige Haut
   d. Blasse Haut

5. Was muss nach der initialen Beurteilung von ansprechbaren Patienten zuerst erhoben werden?
   a. Vitalzeichen
   b. EKG-Befund
   c. Vorgeschichte
   d. Sauerstoffsättigung

6. Wie kann die Stärke des Schmerzes eines Patienten ermittelt werden?
   a. Physikalische Schmerztests
   b. Befragung von Umstehenden
   c. Befragung von Angehörigen
   d. Verwendung einer Schmerzskala

7. Welche der nachfolgend genannten Komponenten gehört nicht zur Patientenvorgeschichte?
   a. Aktueller Gesundheitszustand
   b. Operationen
   c. Schwere Verletzungen
   d. Verletzungsmechanismus

8. Welche der nachfolgenden Fragen ist eine offene Frage?
   a. Sind ihre Schmerzen brennend?
   b. Können sie ihre Schmerzen beschreiben?
   c. Haben sie Schmerzen beim Einatmen?
   d. Wird ihnen schwindelig wenn sie den Kopf anheben?

9. Warum werden offene Fragen zur Ermittlung der Vorgeschichte gestellt?
   a. Um den Informationsfluss in Gang zu bringen
   b. Weil Informationen vom Patienten eigentlich unwichtig sind
   c. Damit Patienten nur kurz und präzise antworten können
   d. Um den Patienten abzulenken

10. Wie sollte sich ein Helfer nach Möglichkeit bei der Befragung eines Patienten positionieren?
    a. Aufrecht stehend über dem Patienten
    b. Vom Patienten abgewandt
    c. Auf Augenhöhe mit dem Patienten begeben
    d. Die Positionierung des Helfers beeinflusst die Befragung nicht

# Vitalzeichen – einfach nur vital

## Lernziele

Nach Durcharbeiten des Kapitels kennen Sie
- die wichtigsten Vitalzeichen und deren Bedeutung
- das Intervall in dem Vitalzeichen bei Patienten erhoben werden müssen
- die Hilfsmittel, die zur Ermittlung der Vitalzeichen notwendig sind

## Fallbeispiel

Der Rettungswagen und das Notarzteinsatzfahrzeug werden zu einem Verkehrsunfall mit einem Fahrradfahrer alarmiert. Die Einsatzstelle ist ein asphaltierter Radweg abseits der Hauptverkehrsstraße. Aufgrund sehr guter Ortskenntnis des Rettungsteams wird die Einsatzstelle schnell gefunden. Auf dem Radweg liegt ein junger Radfahrer auf dem Asphalt, sein Rad liegt einige Meter hinter ihm. Schon beim Verlassen des Rettungswagen fällt auf, dass der junge Mann auffallend blass und der rechte Oberschenkel fehlgestellt ist. Der Radfahrer ist ansprechbar und erzählt, dass er nach der Abfahrt die Kurve unterschätzt habe und gegen einen Holzstapel am Radwegrand gefahren ist. Während der Teamführer die initiale Beurteilung nach dem ABC-Schema durchführt, stabilisiert sein Kollege die Halswirbelsäule. Der Atemweg des Radfahrers ist frei, die Atmung leicht beschleunigt. Es wird sofort hoch dosiert Sauerstoff (10 – 15 l/min) über eine Maske gegeben. Der Puls am Handgelenk (Radialispuls) ist schwach tastbar und schnell. Die Haut ist blass und kaltschweißig. Die nachfolgende schnelle Traumauntersuchung ergibt eine Abwehrspannung des Abdomens und eine Fehlstellung des rechten Oberschenkels. Nach Bewegungseinschränkung auf einem Spineboard wird der Patient umgehend in den Rettungswagen gebracht. Der eingetroffene Notarzt erhält durch den Teamführer eine kurze Übergabe. Die exakte Ermittlung der Vitalzeichen ergibt:
- Atemfrequenz 25/min
- Pulsfrequenz 120/min (Handgelenk)
- Blutdruck 85/70 mmHg
- Haut: blass und kaltschweißig.

Der Notarzt veranlasst die Anlage von zwei peripher-venösen Zugängen. Danach wird der Patient umgehend unter Voranmeldung zur nächstgelegenen geeigneten Klinik transportiert.

---

**Vital bedeutet: LEBENSWICHTIG**

---

Während der initialen Beurteilung werden die Vitalzeichen nur orientierend ermittelt. Dies ist zum einen in dieser Phase ausreichend um einen Pa-

tienten als instabil oder stabil einzustufen und geht schnell. Nach Abschluss der Untersuchung müssen die Vitalzeichen exakt ermittelt werden.
Die wichtigsten Vitalzeichen sind:
- die Atemfrequenz und Atemqualität,
- die Pulsfrequenz und Pulsqualität
- der Blutdruck.

Weitere wichtige Vitalzeichen sind:
- Hautkolorit und Hautbeschaffenheit
- Pupillomotorik
- Körperkerntemperatur.

Eine einmalige Ermittlung und Dokumentation der Vitalzeichen ist nicht ausreichend. Es ist wichtig die Vitalzeichen in bestimmten kurzen Abständen erneut zu ermitteln, um einen Verlauf zu erhalten und somit Veränderungen des Patientenzustandes feststellen zu können. Bei instabilen Patienten müssen die Vitalzeichen alle 5 Minuten und bei stabilen Patienten alle 15 Minuten ermittelt werden.

**Merke**
Bei instabilen Patienten werden die Vitalzeichen alle 5 Minuten ermittelt.

# Atemfrequenz und Atemqualität

Durch die Atmung ist die Aufnahme des lebenswichtigen Sauerstoffs sowie die Abgabe des Kohlendioxids möglich. Normale Atmung ist gekennzeichnet durch:
- altersentsprechende Atemfrequenzen
- einem ausreichenden Atemzugvolumen
- kaum hörbaren Atemgeräuschen
- symmetrischen, kaum sichtbaren Thorax- und Abdominalbewegungen
- normaler Atemarbeit.

**Merke**
Normale Atmung (Eupnoe) sieht und hört man kaum. Wenn man Atmung hören und Atembewegungen deutlich sehen kann, liegt wahrscheinlich ein Atmungsproblem vor.

Bei der Ermittlung der Atemfrequenz müssen die altersabhängigen Unterschiede beachtet werden. Säuglinge und Kinder atmen häufiger als Erwachsene, erst im jugendlichen Alter gleicht sich die Atemfrequenz an die eines Erwachsenen an.

**Tab. 5.1:** Altersentsprechende Atemfrequenzen

| Alter | Atemfrequenz pro Minute |
|---|---|
| Neugeborenes | 40–60 |
| Säugling | 30–40 |
| Kleinkind | 20–30 |
| Schulkind | 15–30 |
| Jugendlicher | 12–20 |
| Erwachsener | 12–20 |

Eine Erhöhung der Atemfrequenz bei einem Erwachsenen auf Werte über 20/min wird das Tachypnoe bezeichnet. Das Auftreten einer Tachypnoe ist eine physiologische Reaktion des Körpers auf einen erhöhten Sauerstoffbedarf. Ursachen hierfür können zum Beispiel sein:

- Fieber
- Hypoxie
- Schmerz
- Stress.

Von einer Bradypnoe spricht man bei einem Erwachsenen, wenn die Atemfrequenz auf Werte unter 10/min fällt. Ursachen für eine Bradypnoe können sein:

- Opiatüberdosierung
- Schädigung des zentralen Nervensystem, z. B. durch Trauma

Brady- oder Tachypnoe führen zu einer verminderten Sauerstoffaufnahme und machen eine Sauerstoffgabe oder gar eine assistierte Beatmung erforderlich. Je stärker die Veränderungen der Atemfrequenz ausgeprägt sind, desto größer ist die Reduzierung des Atemminutenvolumens. Das Atemminutenvolumen ist das Produkt aus Atemfrequenz und Atemzugvolumen.

**Info**

Atemminutenvolumen = Atemfrequenz × Atemzugvolumen

Das Atemzugvolumen beträgt in Ruhe in allen Altersstufen 6–8 ml/kg KG. Bei einem Erwachsenen mit einem Körpergewicht von 75 kg ergibt sich so ein Atemzugvolumen von ca. 600 ml. Neben der Beurteilung der Atemfre-

| Tab. 5.2: Pathologische Atemgeräusche | |
|---|---|
| Brummen, Giemen, Pfeifen (exspiratorischer Stridor) | z. B. Bronchospasmus |
| Feuchte Rasselgeräusche | z. B. Lungenödem |
| Knistern | z. B. Lungenödem, Aspiration |

quenz und des Atemzugvolumens, muss auch auf abnorme Atemgeräusche geachtet werden. Diese können einen wichtigen Hinweis auf die vorliegende Erkrankung geben.

Zu einer normalen Atmung gehören symmetrische Thorax- und Abdominalbewegungen. Veränderungen dieser Bewegung weisen auf Atemstörungen hin. Asymmetrische Bewegungen sind z. B. Zeichen einer Thoraxverletzung oder einer Atemwegsverlegung. Eine erhöhte Atemarbeit äußert sich häufig durch die Körperhaltung des Patienten. Um die Atemarbeit zu erleichtern ist der Einsatz der Atemhilfsmuskulatur notwendig. Dies wird z. B. durch das Einnehmen der „Kutscherhaltung" möglich. Der Patient sitzt

| Tab. 5.3: Pathologische Atmungsformen | |
|---|---|
| Agonale Atmung (Schnappatmung) | Vereinzelte, „schnappende Atemzüge" durch einzelne Zwerchfellkontraktionen; kann einem Atemstillstand gleichgesetzt werden |
| Biot-Atmung | Regelmäßige Atemzüge mit Atempausen; Ursachen: z. B. Hirnödem, Hirnblutung, direkte Hirnverletzung |
| Cheyne-Stokes-Atmung | Atemzüge mit wechselnder, zu- und abnehmender Atemfrequenz und Atemtiefe sowie Atempausen; Ursachen: z. B. Apoplexie, Enzephalitis, Vergiftungen, Opiate |
| Inverse Atmung | „Schaukelatmung" bei inkompletter oder kompletter Verlegung der oberen Atemwege z. B. durch einen Bolus. |
| Kussmaul-Atmung | Rhythmische, abnormal tiefe Atemzüge; Ursachen: Kompensation einer metabolischen Azidose |
| Paradoxe Atmung | Thorax oder Thoraxstück sinkt bei der Einatmung ein und wölbt sich bei der Ausatmung vor. Ursachen: Rippenserienfraktur, Thoraxwandverletzungen |

| Bezeichnung | Atemmuster |
|---|---|
| Normale Ruheatmung | 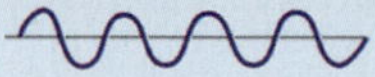 |
| Kußmaul-Atmung | 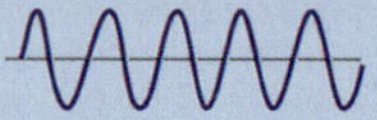 |
| Cheyne-Stokes-Atmung | 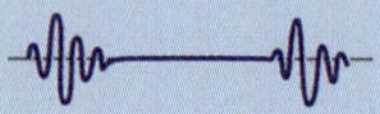 |
| Biot-Atmung | 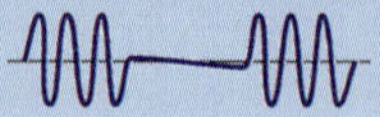 |

**Abb. 5.1:** Pathologische Atmungsformen

und stützt dabei seine Arme auf die Oberschenkel um den Schultergürtel ruhigzustellen und somit seine Atemhilfsmuskulatur zum Einsatz zu bringen. Oft kann der Untersucher hierbei auch thorakale Einziehungen feststellen. Typische Stellen für Einziehungen sind der Raum zwischen den Rippen (Interkostalraum), die Drosselgrube (Jugulum) und der Raum oberhalb der Schlüsselbeine (supraklavikulär). Bei der Untersuchung der Atmung muss auch auf das Vorhandensein pathologischer Atmungsformen geachtet werden. Manche akuten Erkrankungen oder Verletzungen können solche Atmungsformen auslösen.

Atemfrequenz und Atemqualität werden durch Sehen, Hören und Fühlen ermittelt. Auch wenn viele pathologische Atemgeräusche mit dem bloßen Ohr wahrnehmbar sind, ist ein Stethoskop ein sinnvolles Hilfsmittel. Die Atemgeräusche lassen sich damit besser wahrnehmen und ein Vergleich der Atemgeräusche zwischen rechter und linker Thoraxhälfte ist möglich. Die Atemfrequenz muss über einen Zeitraum von mindestens 30 bis 60 Sekunden ausgezählt werden. Gerade ansprechbare Patienten sollten über das Auszählen der Atemfrequenz nicht in Kenntnis gesetzt werden, da sie sonst ihre Atemfrequenz unbewusst verändern. Eine hilfreiche Technik ist es den Unterarm des Patienten auf den Brustkorb bzw. das obere Abdomen zu legen und dabei den Puls am Handgelenk zu tasten. So hat der Patient das Gefühl das sein Puls, aber nicht seine Atemfrequenz ermittelt wird. Der ermittelte Wert sollte z. B. folgendermaßen dokumentiert werden:

- AF 16/min mit ausreichendem Atemzugvolumen oder
- AF 25/min, pfeifendes Geräusch bei der Ausatmung, Einsatz der Atemhilfsmuskulatur mit Einziehungen.

# Pulsfrequenz und Pulsqualität

Der mit der Atmung aufgenommene Sauerstoff wird in der Lunge an das Blut abgegeben und anschließend über das in den Arterien strömende Blut im Körper verteilt. Der Blutstrom wird durch die Pumpleistung des Herzens aufrechterhalten. Nur wenn das Herz in seinen physiologischen Grenzen arbeitet, ist ein ausreichender Transport des Sauerstoffs in die Gewebe gewährleistet. Die Arbeit des Herzens lässt sich unter anderem mit den tastbaren Vitalzeichen Pulsfrequenz und Pulsqualität bestimmen. Wie die Atemfrequenz ist auch die Pulsfrequenz ein altersabhängiger Wert.

**Tab. 5.4:** Altersentsprechende Pulsfrequenzen

| Alter | Pulsfrequenz pro Minute |
|---|---|
| Neugeborenes/Säugling | 100–160 |
| Kleinkind | 90–150 |
| Schulkind | 70–120 |
| Jugendlicher | 60–100 |
| Erwachsener | 60–100 |

Die Ermittlung der exakten Pulsfrequenz erfolgt ausschließlich durch Palpieren. Eine Ermittlung der Pulsfrequenz durch Ablesen des Wertes vom z. B. EKG-Monitor ist nicht zulässig. Werte die auf einem EKG-Monitor angezeigt werden, geben lediglich Auskunft über die elektrische Frequenz, nicht aber über einen tatsächlich vorhandenen Puls. Eine zuverlässige Pulstastung ist an verschiedenen Gefäßen möglich, beschränkt sich in der Praxis jedoch meist auf zwei Stellen:

- Bei ansprechbaren Patienten sollte der Radialispuls getastet werden.
- Bei bewusstlosen Patienten oder bei Patienten, bei denen der Radialispuls nicht tastbar ist, erfolgt die Pulskontrolle an der Halsschlagader (Carotispuls).

Die Pulsqualität lässt sich in
- gut oder schwach tastbar
- rhythmisch oder arrhythmisch
unterscheiden. Ein schwach tastbarer Puls ist häufig ein Zeichen für eine Hypotonie. Der Ort der Pulstastung kann mit entsprechenden systolischen Blutdruckwerten gleichgesetzt werden. Auch wenn es hierfür keinen wis-

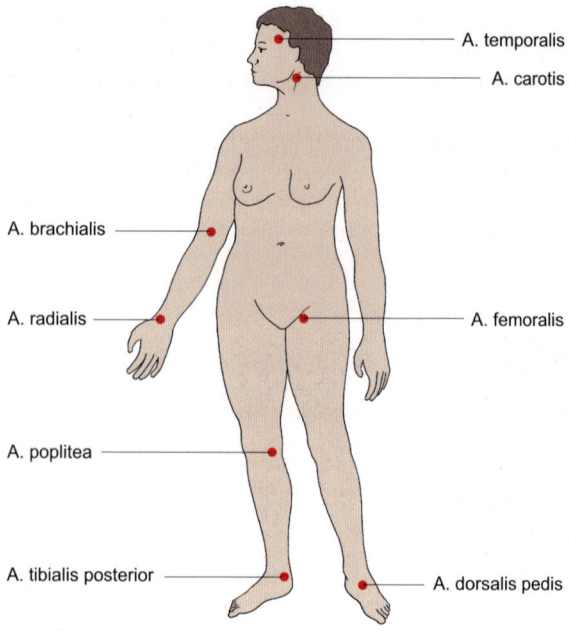

**Abb. 5.2:** Geeignete Punkte zur Pulstastung

senschaftlichen Nachweis gibt, gilt dass bei einem Erwachsenen ein am Handgelenk (A. radialis) tastbarer Puls mit einem systolischen Blutdruck von 90 mmHg gleichgesetzt werden kann. Ist der Puls nur noch an der Halsschlagader (A. carotis) tastbar liegt der systolische Blutdruck lediglich noch bei 70 mmHg. Ein arrhythmischer Puls kann in eine generelle Arrhythmie oder in einen rhythmischen Puls mit einzelnen Extraschlägen unterschieden werden. Um die Pulsfrequenz zu ermitteln muss diese über einen Zeitraum von 30 bis 60 Sekunden ausgezählt werden. Ist der Puls des Patienten extrem langsam oder arrhythmisch muss die Pulsfrequenz 60 Sekunden ausgezählt werden. Speziell bei arrhythmischen Pulsen ist der baldige Einsatz eines EKG-Gerätes erforderlich, um bedrohliche Herzrhythmusstörungen zu erkennen und zu behandeln. Pulsfrequenzen, die nicht dem Alter des Patienten entsprechen müssen nicht zwangsläufig auf eine akute Erkrankung hindeuten. Ein Beispiel hierfür ist ein Patient mit einer Pulsfrequenz von 50/min, ein Wert der generell als relative Bradykardie eingestuft wird. Diese Bradykardie kann aber auch durch die notwendige tägliche Einnahme von Betablockern im Rahmen der Behandlung einer Hypertonie verursacht sein. Andererseits kann die Einnahme von Betablockern auch die kompensatorische Tachykardie bei einer Schocksymptomatik verhindern. So kann es vorkommen, dass ein Mann mit einer beidseitigen Fraktur der Oberschenkel trotz Blutdruckabfalls nicht tachykard wird. Es ist also wichtig die ermittelten Werte immer mit der Vorgeschichte des Patienten zu vergleichen, nur so können untypische Werte „entlarvt" werden. Die Pulskontrolle ist im Übrigen auch bei Vorliegen von Frakturen sehr wichtig. In diesen Fällen muss der Puls distal der Fraktur getastet werden, um zu ermitteln ob die Durchblutung der Extremität gewährleistet ist. Ist die untere Extremität betroffen müssen z. B. A. poplitea, A. tibialis posterior und A. dorsalis pedis sicher lokalisiert werden.

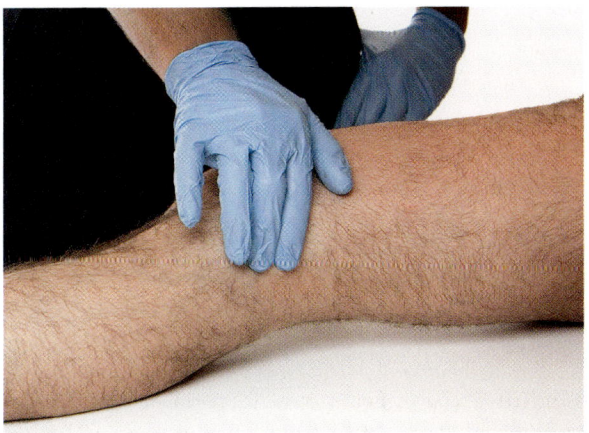

**Abb. 5.3:** Pulstastung an der A. poplitea

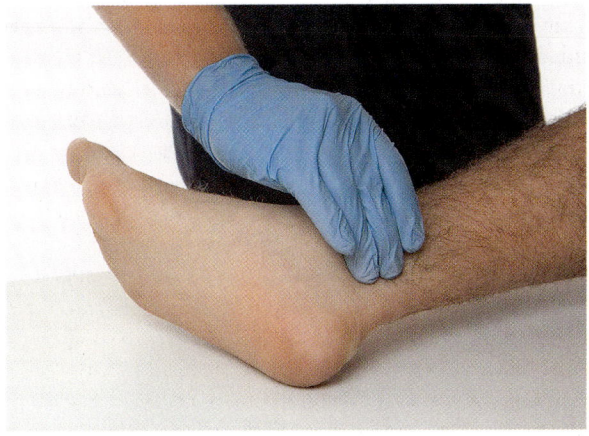

**Abb. 5.4:** Pulstastung an der A. tibialis posterior

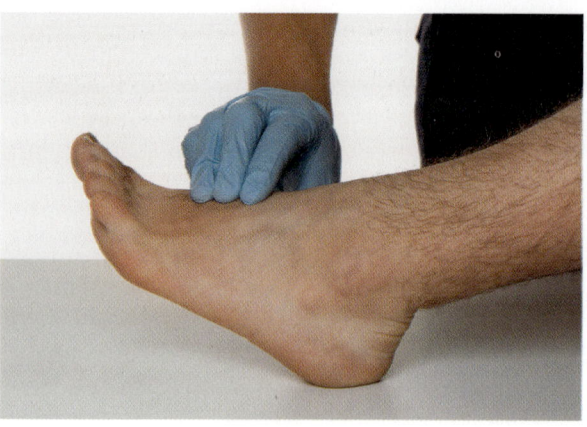

**Abb. 5.5:** Pulstastung an der A. dorsalis pedis

# Blutdruck

Durch die Messung des Blutdrucks wird die Kreislaufsituation eines Patienten beurteilt. Generell werden zwei Werte ermittelt. Der zuerst ermittelte Wert, der systolische Blutdruck repräsentiert den Druck in den Arterien während der Phase in der die linke Herzkammer das Blut in die Aorta pumpt. Der zweite Wert wird als diastolischer Blutdruck bezeichnet und repräsentiert den Druck in den Arterien, wenn sich die Herzkammern mit Blut füllen. Die ermittelten Werte geben Aufschluss über die Herzauswurfleistung und somit die Durchblutung der Organe. Auch beim Blutdruck sind die Werte altersentsprechend. Erniedrigte Blutdruckwerte werden als Hypotonie, erhöhte Blutdruckwerte als Hypertonie bezeichnet. Die Messung des Blutdrucks erfolgt meist nach der Methode von Riva-Rocci (RR) und kann sowohl palpatorisch als auch auskultatorisch erfolgen. Die palpatorische Methode stellt dabei die ungenauere Methode dar. Mittels dieser Methode kann nur der systolische Wert ermittelt werden. Um beide Werte zu ermitteln, muss die Messung auskultatorisch erfolgen. Neben systolischem und diastolischem Blutdruckwert kann so auch die Pulsamplitude ermittelt werden. Dies ist die Differenz zwischen systolischem und diastolischem Wert. Eine geringe Differenz dieser beiden Werte ist ein frühes Schockzeichen. Zur Blutdruckmessung wird eine Manschette geeigneter Größe (die Manschette muss mindestens $2/3$ der Oberarmlänge bedecken) um den Oberarm des Patienten gelegt. Es sind verschiedene Größen, vom Säugling bis zum Erwachsenen, erhältlich. Die Manschette liegt richtig am Oberarm des Patienten an, wenn noch zwei Finger des Untersu-

**Tab. 5.5:** Altersentsprechende Blutdruckwerte

| Alter | Systolischer Blutdruck (mmHg) | Diastolischer Blutdruck (mmHg) |
|---|---|---|
| Neugeborenes | 50–70 | 25–45 |
| 6 Monate | 87–105 | 53–66 |
| 2 Jahre | 95–105 | 53–66 |
| 7 Jahre | 97–112 | 57–71 |
| Jugendlicher | 112–128 | 66–80 |
| Erwachsener | 130–120 | 80–89 |

chenden nebeneinander unter die Manschette geschoben werden können. Der Untersucher tastet den Radialispuls des Patienten und pumpt die Blutdruckmanschette auf, bis der Puls nicht mehr tastbar ist. Jetzt sollte der Druck um weitere 15–30 mmHg erhöht werden. Nun wird der Druck der Manschette abgelassen. Wenn ein Pulschlag mit dem Stethoskop zu hören ist, hat man den systolischen Blutdruck ermittelt. Wenn nach weiterem Ablassen des Manschettendrucks das Geräusch komplett verschwindet ist der diastolische Wert ermittelt. Die ermittelten Werte werden mit der Maßeinheit mmHg (mm Quecksilbersäule) angegeben.

# Hautkolorit und Hautbeschaffenheit

Schon beim ersten Blick auf einen Patienten können häufig wertvolle Hinweise auf dessen Zustand ermittelt werden. Das Hautkolorit und die Hautbeschaffenheit geben Aufschluss über die Perfusion des Patienten, aber auch über das Vorliegen von Erkrankungen. Zur Beurteilung der Haut werden Nagelbett, Lippen und Augen inspiziert. Hauttemperatur und Hautbeschaffenheit werden durch Fühlen ermittelt.

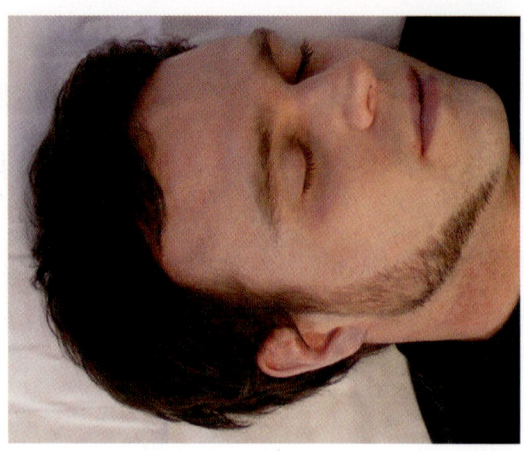

**Abb. 5.6:** Zyanotischer Patient

**Tab. 5.6:** Veränderungen des Hautkolorits

| Blass | Vasokonstriktion, Hypovolämie, Hypotension, Schock, Hypothermie |
|---|---|
| Blau (Zyanotisch) | Sauerstoffmangel infolge inadäquater Atmung |
| Rot (Flush) | Hitzeeinwirkung (z.B. Sonnenbrand), Hypertension, allergische Reaktion |
| Gelb (Ikterus) | Funktionsstörungen der Leber |
| Rosig | Normale Haut- bzw. Schleimhautfarbe |

**Tab. 5.7:** Hauttemperatur und Hautbeschaffenheit

| Temperatur und Beschaffenheit | Potentielle Ursachen |
|---|---|
| Kühle, kalte und schweißig oder feucht | Schock, Hitzeverlust des Körpers |
| Kalt und trocken | Hypothermie, schlechte periphere Durchblutung |
| Heiß und trocken oder feucht | Hohes Fieber, Hitzeexposition |
| Stehende Hautfalten | Dehydratation |

# Körperkerntemperatur

Die Körperkerntemperatur ist ein wichtiges Vitalzeichen, dass häufig unterschätzt wird. Eine relativ konstante Körperkerntemperatur ist für das Überleben eines Menschen ebenso wichtig, wie eine normale Atmung. Die Körperkerntemperatur schwankt im Tagesverlauf, das Minimum liegt in den
frühen Morgenstunden, maximale Werte werden am späten Nachmittag erreicht. Der Sollwert der Körperkerntemperatur liegt bei 37 °C. Die Tempe-
raturregelung des Körpers findet im Hypothalamus statt. Die Wärmeabgabe erfolgt in Ruhe durch Strahlung und bei körperlicher Anstrengung
durch Verdunstung, der Mensch schwitzt.

| Tab. 5.8: Körperkerntemperaturbereiche | |
|---|---|
| < 35 °C | Hypothermie |
| 36,5 – 37,5 °C | Normale Temperatur |
| 37,5 – 37,7 °C | Erhöhte Temperatur (subfebril) |
| 37,8 – 38,8 °C | Leichtes Fieber |
| 38,9 – 39,9 °C | Hohes Fieber |
| > 40 °C | Sehr hohes Fieber |

## Hypothermie

Wird eine Körperkerntemperatur von 35 °C unterschritten, spricht man
von einer Hypothermie. Jeder kennt und lernt den aus dem Englischen
übersetzten Spruch:

**No one is dead, until he is warm and dead**

„Keiner gilt als tot, bevor sie/er nicht die normale Körperkerntemperatur erreicht hat". Leider wird die Ermittlung der Körpertemperatur nicht
in allen Situationen, in denen eine Messung notwendig ist auch durchgeführt.
Speziell wenn die Auffindesituation eine Hypothermie des Patienten möglich erscheinen lässt, sollte die Körperkerntemperatur des Patienten ermittelt werden. Hypotherme Patienten erfordern ein umsichtigeres Vorgehen
als normotherme Patienten. Sie müssen achsengerecht gerettet werden, da
Lageveränderungen dazuführen können, dass das kalte Blut der Körper-
schale zum Körperstamm fließt und zu einer Absenkung der Körperkern-

| Tab. 5.9: Stadien der Hypothermie | |
|---|---|
| **Bezeichnung** | **Temperatur (°Celsius)** |
| Hypothermie | < 35 |
| Milde Hypothermie | 35 – 32 |
| Mäßige Hypothermie | 32 – 30 |
| Schwere Hypothermie | < 30 |

temperatur führt. Häufig fehlen die entsprechenden Thermometer um die Körperkerntemperatur überhaupt ermitteln zu können. Handelsübliche Thermometer haben einen Messbereich von 32 bis 43 °Celsius. Dies ist sicherlich ausreichend um Fieber oder eine Hyperthermie, nicht aber eine lebensbedrohliche Hypothermie zu erkennen. Für den präklinischen Einsatz sind mittlerweile kostengünstige digitale Thermometer erhältlich, die den Messbereich von 28 bis 43 °Celsius abdecken. Die Messung der Körperkerntemperatur sollte, gerade bei Verdacht auf eine Hypothermie, rektal erfolgen.

**Info**

**Therapeutische Hypothermie**
Die Hypothermie muss für einen Patienten nicht nur schädlich sein. Die therapeutische Hypothermie wird für Patienten genutzt, die nach einem Herz-Kreislaufstillstand wieder einen Spontankreislauf haben, aber noch komatös sind. Die Hypothermie wird künstlich erzeugt, z. B. durch die Gabe von 4° kalter Kochsalzlösung und über einen Zeitraum von 12 – 24 Stunden aufrechterhalten. Die Kochsalzlösung kann sowohl intravenös, als auch über einen intraossären Zugang gegeben werden. Eine Dosierung von 30 ml/kg KG reduziert die Körperkerntemperatur um 1,5 °C. Die Infusion sollte mit einer Geschwindigkeit von 100 ml/min appliziert werden. Studien belegen, dass durch die therapeutische Hypothermie das Überleben verbessert werden kann. Das European Resuscitation Council (ERC) empfiehlt die Anwendung der therapeutischen Hypothermie in den Guidelines aus dem Jahr 2005.

## Hyperthermie und Fieber

Im Gegensatz zum Fieber ist die Hyperthermie eine Erhöhung der Körperkerntemperatur ohne Verstellung des Sollwertes.

> **Info**
> Im Gegensatz zum Fieber kommt es bei einer Hyperthermie nicht zu einer Verstellung des Sollwertes.

Eine Hyperthermie entsteht, wenn die Wärmeabgabe des Körpers nicht mehr richtig funktioniert. Ursachen hierfür sind z. B.:

- Schwere körperliche Anstrengung bei hohen Umgebungstemperaturen
- Ungenügende Flüssigkeitszufuhr
- Drogen- und Medikamentenintoxikationen
- Narkosezwischenfälle (maligne Hyperthermie).

Fieber ist eine physiologische Reaktion des Körpers auf äußere und innere Einflüsse. Zu den Einflüssen auf den Körper gehören:

- Bakterien
- Dehydratation
- Giftige Substanzen
- Hirntumore.

Es kommt zu einer Verstellung des Sollwertes (37 °C) nach oben. Biochemische Vorgänge im Körper können hierdurch schneller ablaufen. Hierzu gehört auch die Abwehrreaktion des Körpers. Durch den Anstieg der Körperkerntemperatur kann es zu folgenden Symptomen kommen:

- Hautrötung
- Schüttelfrost
- Frieren
- Sinustachykardie.

Bei Kindern, insbesondere bis zu einem Alter von 3 Jahren, können Fieberkrämpfe entstehen. Diese werden vermutlich durch einen plötzlichen Temperaturanstieg verursacht.

# Pupillomotorik

Die Beurteilung der Pupillen findet in Bezug auf Form, Seitengleichheit und Lichtreaktion statt. Normale Pupillen sind seitengleich, rund, haben einen Durchmesser von ca. 3 – 5 mm und reagieren auf Lichteinfall. Um dies zu ermitteln, sollten die Augen des Patienten mit der Hand vor Lichteinfall abgeschirmt werden. Lässt man anschließend Lichteinfall zu, hier reicht es in einem ausreichend hellen Raum einfach die Hand von den Augen des Patienten zu entfernen, kann die Reaktion der Pupillen beobachtet werden. Extrem enge Pupillen (Miosis) können z. B. ein Zeichen für eine Opiatüberdosierung sein. Weite Pupillen (Mydriasis) können auf eine Über-

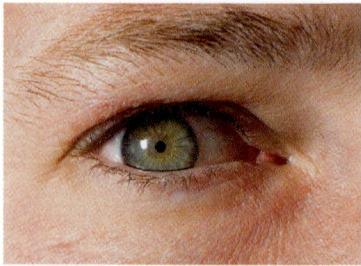

a) Pupillenweite eng

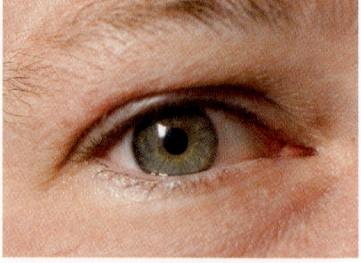

b) Pupillenweite mittel

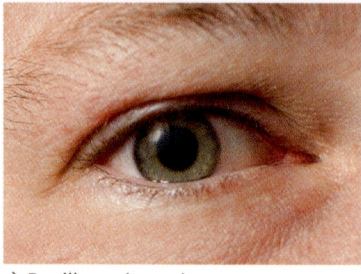

c) Pupillenweite weit

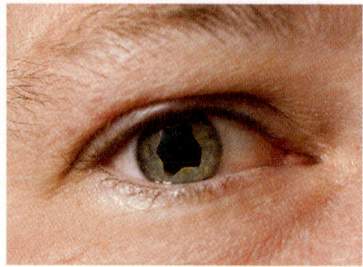

d) Pupillenweite entrundet

**Abb. 5.7:** Unterschiedliche Pupillenweiten

dosierung von Amphetaminen wie z. B. Ecstasy hinweisen. Eine Pupillendifferenz (Anisokorie) kann Zeichen eines gestiegenen Hirndrucks sein.
Eine Pupillendifferenz kann allerdings auch angeboren sein.

# Testen Sie Ihr Wissen

1. In welchem zeitlichen Abstand muss die Kontrolle der Vitalzeichen bei
   instabilen Patienten erfolgen?
   a. alle 15 Minuten
   b. alle 10 Minuten
   c. alle  5 Minuten
   d. alle 20 Minuten

2. Die normale Atemfrequenz eines Erwachsenen beträgt?
   a. 12 – 20/min
   b. 40 – 60/min
   c. 15 – 30/min
   d. 20 – 30/min

3. Ab welcher Atemfrequenz spricht man bei einem Erwachsenen von einer Bradypnoe?
   a.  < 20/min
   b.  < 15/min
   c.  < 10/min
   d.  < 30/min

4. Welche pathologische Atmungsform hat als Zeichen rhythmische abnormal tiefe Atemzüge?
   a.  Cheyne-Stokes-Atmung
   b.  Biot-Atmung
   c.  Inverse Atmung
   d.  Kussmaul-Atmung

5. Wie hoch ist die normale Herzfrequenz eines Säuglings?
   a.  60 – 100/min
   b.  70 – 120/min
   c.  100 – 160/min
   d.  90 – 150/min

6. Wie hoch ist der normale systolische Blutdruck eines Erwachsenen?
   a.  120 – 130
   b.  50 – 70
   c.  95 – 105
   d.  87 – 105

7. In welcher Maßeinheit wird der Blutdruckwert angegeben?
   a.  ppm
   b.  mmHg
   c.  Vol%
   d.  $cmH_2O$

8. Welches Hautkolorit kennzeichnet einen Sauerstoffmangel infolge inadäquater Atmung?
   a.  Blaues Hautkolorit
   b.  Rote Hautkolorit
   c.  Gelbes Hautkolorit
   d.  Rosiges Hautkolorit

9. Ab welcher Körperkerntemperatur spricht man von einer schweren Hypothermie?
   a. $< 35\,°C$
   b. $35 - 32\,°C$
   c. $> 35\,°C$
   d. $< 30\,°C$

10. Durch welche der nachfolgend genannten Substanzgruppen kann eine Miosis hervorgerufen werden?
    a. Amphetamine
    b. Opiate
    c. Katecholamine
    d. Kokain

# Die regelmäßige Verlaufskontrolle

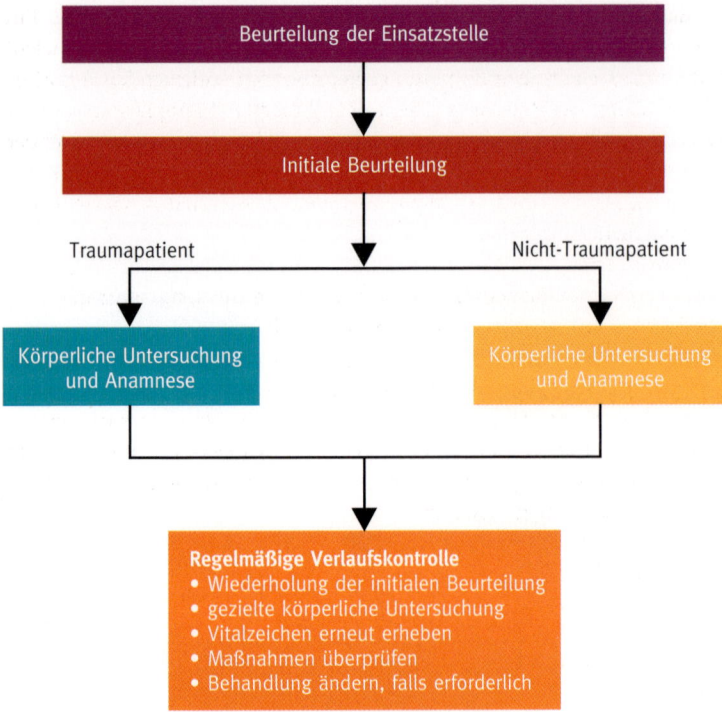

**Abb. 6.1:** Algorithmus Regelmäßige Verlaufskontrolle

## Lernziele

Nach Durcharbeiten des Kapitels kennen Sie
- die Bestandteile der regelmäßigen Verlaufskontrolle
- die wichtigsten diagnostischen Hilfsmittel
- die sechs Schritte zur Schnellinterpretation eines Rhythmus-EKG
- die Indikationen zur Blutzuckermessung
- die Möglichkeiten der kapnographischen Überwachung

## Fallbeispiel

Rettungswagen und Notarzteinsatzfahrzeug werden zeitgleich zu einem Krampfanfall in einem Einkaufscenter alarmiert. Aufgrund der örtlichen Nähe trifft der Rettungswagen zuerst an der Einsatzstelle ein. Schon am Eingang des Einkaufscenters wird das Rettungsteam erwartet und schnell zu einem jungen Mann gebracht. Dieser liegt mit tonisch-klonischen Krämpfen auf dem Boden der Cafeteria. Der Mann ist ca. 30 Jahre alt und die Ehefrau berichtet, dass ihr Mann schon seit 5 Minuten krampft. Ein Krampfleiden ist seit 15 Jahren bekannt. Die Haut des Patienten ist leicht zyanotisch. Gemäß dem im Rettungsdienstbereich vorliegenden Algorithmus appliziert der Rettungsassistent dem Patienten 10 mg Midazolam intranasal mithilfe des MAD-Systems. Nach ungefähr einer Minute endet der Krampfanfall. Der zwischenzeitlich eingetroffene Notarzt erhält eine kurze Übergabe. Danach wird der Mann nach dem ABC-Schema beurteilt. Die initiale Beurteilung ergibt:

- Atemweg frei
- Atmung leicht beschleunigt mit ausreichendem Atemzugvolumen
- Puls am Handgelenk gut tastbar, leicht beschleunigt

Während der Patient umgehend 15 l/min Sauerstoff über eine Maske mit Reservoirsystem erhält, führt der Notarzt eine schnelle Untersuchung von Kopf nach Fuß durch. Der Patient hat eine kleine Kopfplatzwunde am Hinterkopf, einen Zungenbiss und hat eingenässt. Bei der kurzen neurologischen Untersuchung finden sich:

- eine gezielte Reaktion auf Schmerzreize
- seitengleiche, auf Licht reagierende Pupillen
- Blutzucker 90 mg/dl.

Während die Trage für den Transport vorbereitet wird, werden die Vitalzeichen ermittelt:

- Atemfrequenz 20/min
- Pulsfrequenz 100/min
- Blutdruck 130/80 mmHg.

Durch den Notarzt wird dem Mann ein peripher-venöser Zugang gelegt und eine kristalloide Infusion zum Offenhalten angehängt. Danach wird der Mann in Seitenlage auf der Trage fixiert und zum Rettungswagen transportiert. Im Fahrzeug wird erneut die Beurteilung von Atemweg, Atmung und Kreislauf durchgeführt. Parallel hierzu wird das Monitoring (EKG, Pulsoximeter) angeschlossen. Noch vor Abfahrt werden die Vitalzeichen erneut ermittelt und dokumentiert. Der Transport zur nächsten geeigneten Klinik dauert 20 Minuten, in dieser Zeit werden regelmäßig Atemweg, Atmung und Kreislauf überprüft und die Vitalzeichen alle 5 Minuten erhoben und dokumentiert.

Die regelmäßige Verlaufskontrolle ist eine kontinuierliche Überwachung des Patientenzustandes und der bereits durchgeführten Maßnahmen. Sie wird bei instabilen Patienten alle 5 Minuten und bei stabilen Patienten alle 15 Minuten durchgeführt. Bestandteile der regelmäßigen Verlaufskontrolle sind:

- Wiederholung der initialen Beurteilung
- Durchführung einer gezielten körperlichen Untersuchung
- Wiederholung der exakten Ermittlung der Vitalzeichen
- Überprüfung bereits durchgeführter Maßnahmen
- Evtl. Korrektur bzw. Anpassung der bereits durchgeführten Maßnahmen.

# Bewusstseinsgrad und Orientierung

Die regelmäßige Verlaufskontrolle beginnt mit der Überprüfung des Bewusstseinsgrades und der Orientierung des Patienten. Ansprechbare Patienten werden gefragt ob sich ihr Zustand bzw. ihre Beschwerden verbessert oder verschlechtert haben. So wird neben einer kontinuierlichen Überprü-

| **Tab. 6.1:** Glasgow-Coma-Scale | | |
|---|---|---|
| **Augen öffnen** | Spontan | 4 Punkte |
| | Auf Aufforderung | 3 Punkte |
| | Auf Schmerzreiz | 2 Punkte |
| | Keine Reaktion auf Schmerzreiz | 1 Punkt |
| **Beste verbale Reaktion** | Konversationsfähig, orientiert | 5 Punkte |
| | Konversationsfähig, desorientiert | 4 Punkte |
| | Inadäquate Äußerungen (Wortsalat) | 3 Punkte |
| | Unverständliche Laute | 2 Punkte |
| | Keine Reaktion auf Ansprache | 1 Punkt |
| **Beste motorische Reaktion** | Auf Aufforderung | 6 Punkte |
| | Auf Schmerzreiz, gezielt | 5 Punkte |
| | Auf Schmerzreiz, ungezielte Abwehr | 4 Punkte |
| | Auf Schmerzreiz, Beugeabwehr | 3 Punkte |
| | Auf Schmerzreiz, Strecksynergismen | 2 Punkte |
| | Keine Reaktion auf Schmerzreiz | 1 Punkt |
| **Minimale Punktzahl** | | 3 Punkte |
| **Maximale Punktzahl** | | 15 Punkte |

fung des Bewusstseins und der Orientierung auch eine psychische Betreu-
ung des Patienten gewährleistet. Die Anwendung des AVPU-Schemas ist
zur schnellen Beurteilung des Bewusstseins sehr hilfreich. Eine genauere
Beurteilung des Bewusstseins ist mithilfe des Glasgow-Coma-Scale möglich. Ein Vergleich mit dem, während der initialen Beurteilung erhobenen
Bewusstseinsgrad ist wichtig. Nach den Ursachen für ein verändertes Bewusstsein muss gesucht werden. Mögliche Ursachen sind:

- Anstieg des intrakraniellen Drucks nach einem Schädel-Hirn-Trauma
- reduzierter Blutfluss zum Gehirn aufgrund eines Volumenmangels im
  Rahmen einer nicht stillbaren Blutung (z. B. Abdominalverletzung)
- Bradykarde oder tachykarde Herzrhythmusstörungen, die eine ausrei-
  chende Sauerstoffversorgung des Gehirns einschränken bzw. unmöglich
  machen.

Umgekehrt kann es auch sein, dass sich das Bewusstsein und die Orientierung des Patienten bessert. Gründe hierfür können sein:

- Reaktion des Patienten auf die Glukosegabe im Rahmen einer Hypoglykämie
- Beendigung der Nachschlafphase nach einem zerebralen Krampfanfall.

# „A" wie Airway – der Atemweg

Der Atemweg eines Patienten muss die ständige Aufmerksamkeit des Helfers haben. Ein im Augenblick noch freier Atemweg kann schnell teilweise
oder ganz verschlossen sein. Veränderungen des Bewusstseins, Flüssigkeiten im Mund-Rachenraum, eine Schwellung der Weichteile oder einfach
eine Lageveränderung können den Atemweg schnell verschließen. Sobald
Geräusche bei der Einatmung wie z. B. Schnarchen oder Gurgeln zu hören
sind, muss der Atemweg umgehend freigemacht werden. Deshalb ist es
wichtig auf Atemwegsprobleme vorbereitet zu sein und sofort handeln zu
können.

# „B" wie Breathing – die Atmung

Nach der Beurteilung des Atemwegs folgt die Beurteilung der Atmung
durch Sehen, Hören und Fühlen. Der Helfer muss sich die gleichen Fragen
wie bei der initialen Beurteilung stellen. Hinzukommt eine Beurteilung ob
bereits ergriffene Maßnahmen die Atmung des Patienten verbessert haben
oder ob weitere Interventionen notwendig sind, um eine adäquate Atmung
herzustellen.

# „C" wie Circulation – der Kreislauf

Die Beurteilung des Kreislaufs im Rahmen der regelmäßigen Verlaufskontrolle beginnt bei der Inspektion der Haut als wichtigem Indikator für
Herz-Kreislauffunktion und Durchblutung. Normale Haut ist rosig, warm
und trocken. Bei jeder Veränderung muss die Ursache hierfür gesucht und
nach Möglichkeit behandelt werden. Neben der erneuten Beurteilung des
Pulses auf Lokalisation, Geschwindigkeit, Qualität und Rhythmus, ist insbesondere bei Kindern an die Beurteilung der Rekapillarisierung zu denken. Bereits gestillte Blutungen müssen regelmäßig auf erneutes Wieder-
einsetzen der Blutung kontrolliert werden. Falls notwendig müssen die
Wundauflagen erneuert werden.

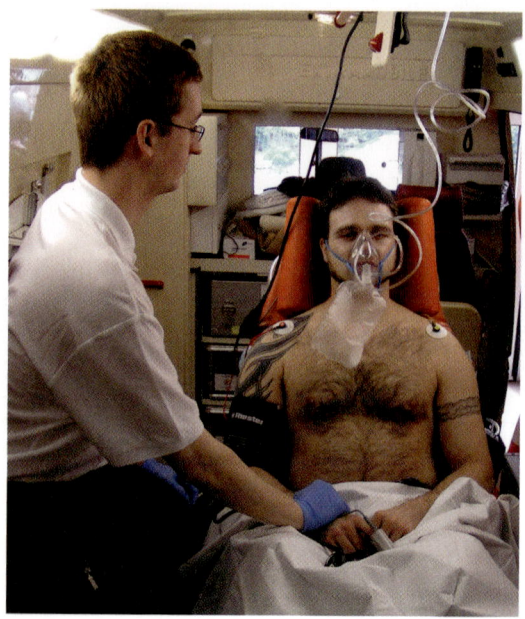

**Abb. 6.2:** Regelmäßige Verlaufskontrolle

# Die gezielte körperliche Untersuchung

Bei der Durchführung der regelmäßigen Verlaufskontrolle muss nach der
Wiederholung der initialen Beurteilung eine gezielte körperliche Untersuchung durchgeführt werden. Bei Nicht-Traumapatienten werden die Kör-

perregionen erneut untersucht, die den Hauptbeschwerden des Patienten entsprechen. Dies ist z. B. die erneute Auskultation der Lunge bei Patienten mit einer Bronchokonstriktion. Bei Traumapatienten die einen signifikanten Verletzungsmechanismus erlitten haben werden

- Hals
  - Lage der Trachea
  - mögliche Halsvenenstauung
  - Zunahme von Schwellungen
- Brustkorb
  - Veränderung von Atemgeräuschen und Herztönen
- Abdomen
  - Druckschmerz
  - Zunahme des Bauchumfangs
- Äußere Blutungen
  - evtl. Erneuerung durchgebluteter Wundauflagen

erneut untersucht. Liegt kein signifikanter Verletzungsmechanismus vor, werden die Einzelverletzungen nach Möglichkeit auf Veränderungen hin untersucht.

# Vitalzeichen

Die Vitalzeichen werden während der regelmäßigen Verlaufskontrolle bei instabilen Patienten alle 5 Minuten und bei stabilen Patienten alle 15 Minuten ermittelt. Die ermittelten Werte müssen im Notfallprotokoll dokumentiert werden. Nur so kann eine Verbesserung oder Verschlechterung des Patientenzustandes korrekt festgestellt werden. Die Ermittlung und Dokumentation des Verlaufs stellt eine wichtige Information für die weitere Behandlung des Patienten in der Klinik dar.

# Diagnostische Hilfsmittel

Hat sich der Helfer bisher ausschließlich auf seine Sinne verlassen, kommen nun auch die diagnostischen Hilfsmittel zum Einsatz. Geräte wie EKG oder Pulsoximeter sind wichtige Hilfsmittel. Aber sie können die Sinne des Helfers in den ersten Phasen der Patientenbeurteilung nicht ersetzen, sie können aber bei korrekter Anwendung die Beurteilung und Behandlung unterstützen.

# Elektrokardiogramm (EKG)

## Geschichtliches

Das erste EKG wurde im Jahr 1887 von Waller aufgezeichnet. Der holländische Physiologe Einthoven entwickelte 1903 ein Gerät das zum Aufzeichnen eines Elektrokardiogramms geeignet war. Er erhielt dafür im Jahr 1924 den Nobelpreis. Einthoven war es auch, der die Wellen und Zacken des Elektrokardiogramms beschrieben hat. Bis zum heutigen Tag werden seine Beschreibungen verwendet. Auch ein Teil der Extremitätenableitungen (I, II und III) stammen von Einthoven. Die Extremitätenableitungen aVR, aVL und aVF wurden von dem amerikanischen Kardiologen Goldberger entwickelt. Von Frank Wilson, ebenfalls ein amerikanischer Kardiologe, stammen die Brustwandableitungen.

## Grundsätzliches zum EKG

Das EKG zeichnet die elektrische Aktivität des Herzens an der Körperoberfläche auf. Die elektrische Aktivität wird an der Körperoberfläche mittels Elektroden abgeleitet und auf einem Monitor oder mit einem Schreiber dargestellt. Durch das Anbringen der verschiedenen Ableitungen (Extremitäten- und Brustwandableitungen) kann die elektrische Aktivität des Herzens aus verschiedenen Betrachtungswinkeln dargestellt werden. Die Standardableitungen bestehen aus:

- den Extremitätenableitungen (I, II, III und aVR, aVL und aVF)
- den Brustwandableitungen (V1 bis V6).

> **Info**
>
> Zu den Standardableitungen gehören die Extremitätenableitungen I, II, III, aVR, aVL, aVF und die Brustwandableitungen V1 bis V6

Im Rahmen der Monitorüberwachung werden die Extremitätenableitungen häufig auf den Oberkörper projiziert. D.h. die Elektroden, die normalerweise an Hand- und Fußgelenken platziert werden müssen, werden auf dem Brustkorb angebracht. Dies ist für eine Monitorüberwachung und eine einfache Rhythmusinterpretation ausreichend. Soll allerdings ein Standard-EKG z.B. zur Infarktdiagnostik abgeleitet werden, müssen die Elektroden der Extremitätenableitungen an ihren vorgesehenen Positionen angebracht werden. Nur so ist eine korrekte EKG-Auswertung möglich. Wenn die Extremitätenableitungen auf dem Brustkorb angebracht werden, ist es wichtig die Elektroden an den äußeren Grenzen des Oberkörpers (oberhalb der Schlüsselbeine und unterhalb der Gürtellinie) anzubringen. Es muss darauf geachtet werden, den Oberkörper nicht durch einen „Kabelsalat" zu belegen. Wird ein Notfallpatient reanimationspflichtig und muss defibrilliert werden, werden durch den „Kabelsalat" sowohl die Thoraxkompression als auch die Defibrillation behindert.

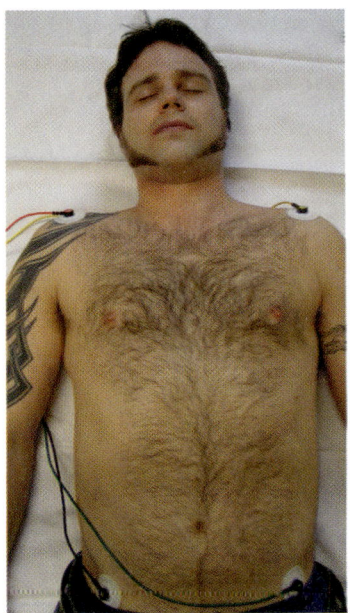

**Abb. 6.3:** „Extremitätenableitungen" am Oberkörper

**Merke**
Keinen „Kabelsalat" bei der EKG-Ableitung auf dem Brustkorb verursachen. Hierdurch können Thoraxkompression und Defibrillation behindert werden.

Der „Kabelsalat" lässt sich dadurch verhindern, dass z. B. ein Kabel unter dem Hals des Patienten durchgeführt wird. Die Kabel die zu den Elektroden im Bereich der Gürtellinie führen, sollten unter dem Arm hindurch gelegt werden.

## Tipps zur EKG-Ableitung

- Patient so lagern, dass er entspannt liegen kann.
- Der Ableitungsraum muss ausreichend warm sein. Das Kältezittern des Patienten macht eine gute EKG-Ableitung nahezu unmöglich.
- Soll ein Standard-EKG geschrieben werden, müssen die Elektroden an den richtigen Positionen angebracht werden. Extremitätenelektroden müssen hierzu an den Extremitäten (Innenseite der Hand- und Fußgelenke) angebracht werden.
- Die Zwischenrippenräume (Interkostalräume) müssen zur richtigen Platzierung der Brustwandelektroden (Ableitungen nach Wilson) ausgezählt werden. Ungenau platzierte Elektroden können zu fehlerhaften Ableitungen und zu Interpretationsfehlern führen.

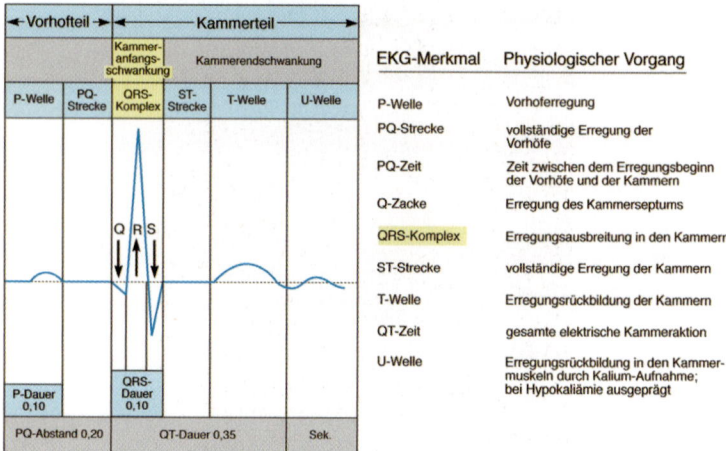

**Abb. 6.4:** Normales EKG

- Ein „Spickzettel", z. B. eine einlaminierte Karte mit den genauen Elektrodenpositionen hilft auch in der Notfallsituation die richtige Elektrodenposition zu finden.

Die einzelnen Wellen und Zacken sind bestimmten Bereichen der Erregung bzw. Erregungsleitung zuzuordnen. In speziellen Situationen, z. B. bei Verdacht auf einen echten Hinterwandinfarkt können zusätzliche Ableitungen vorgenommen werden. Dies sind die erweiterten Brustwandableitungen (V7 bis V9) und die rechtsthorakalen Ableitungen.

## Schnellinterpretation des Rhythmus-EKG

Nicht nur bei Reanimationen muss das Rhythmus-EKG schnell interpretiert werden, um die richtigen Maßnahmen einzuleiten. Patienten mit arrhythmischen Pulsen muss, nach Beendigung der initialen Beurteilung, schnellstmöglich ein EKG-Monitoring angelegt werden. Nur so können lebensbedrohliche Herzrhythmusstörungen entdeckt und behandelt werden. Das EKG gibt allerdings nur Auskunft über die elektrische Herzaktivität, die mechanische Aktivität des Herzens kann nur über eine Pulstastung ermittelt werden.

**Merke**
Das EKG gibt nur die elektrische Aktivität des Herzens wieder. Die mechanische Herzaktion kann nur durch Pulstastung ermittelt werden!

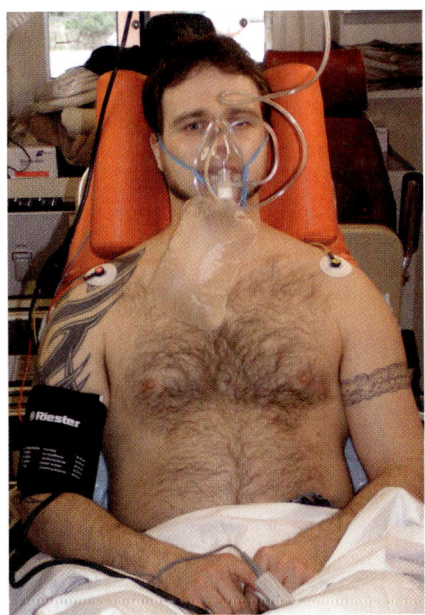

**Abb. 6.5:** Monitoring

### Sechs-Schritt-Methode zur Rhythmusinterpretation

Analysiert man ein Rhythmus-EKG immer nach der Sechs-Schritt-Methode, ist es kein Problem lebensbedrohliche Herzrhythmusstörungen zu erkennen und bei Bedarf zu behandeln. Der Helfer muss sich bei der Beurteilung des Rhythmus-EKG die nachfolgenden Fragen stellen:

**1.** Ist elektrische Aktivität vorhanden?

Falls auf dem Monitor keine elektrische Aktivität festzustellen ist, muss der Patient umgehend nach dem ABC-Schema beurteilt werden. Fehlen die Lebenszeichen des Patienten müssen sofort Reanimationsmaßnahmen nach den aktuellen Richtlinien eingeleitet werden. Wenn der Patient Lebenszeichen zeigt, müssen Amplitude, Elektroden und Ableitungen kontrolliert werden.

**Merke**

Eine absolut gerade Linie auf dem Rhythmusstreifen bzw. dem Monitor ist selten eine Asystolie, sondern ein Zeichen für einen Gerätefehler, z. B. eine nicht mehr konnektierte Ableitung.

**2.** Wie hoch ist die ventrikuläre (QRS) Frequenz?

Die normale Herzfrequenz eines Erwachsenen liegt zwischen 60 und 100/min. Der Abstand der einzelnen R-Zacken zueinander, lässt eine Aussage über die Herzfrequenz zu. Je näher die R-Zacken beieinander liegen, desto schneller ist die Herzfrequenz. Umgekehrt, je weiter die R-Zacken auseinander liegen, desto langsamer ist die Herzfrequenz. Um die Herzfrequenz auf dem Rhythmusstreifen schnell abzuschätzen, wird die Anzahl der großen Kästchen (5 mm) zwischen zwei R-Zacken gezählt. Anschließend wird die Zahl 300 durch die ermittelte Anzahl von Kästchen geteilt. Leider kann diese Methode nur bei einem rhythmischen EKG und einem Papiervorschub von 25 mm/s angewendet werden.

**Info**

Beispiel: 4 große Kästchen zwischen zwei R-Zacken: 300 : 4 = HF 75/min

**3.** Ist der QRS-Rhythmus rhythmisch oder arrhythmisch?

Bei der Beurteilung des Rhythmusstreifens muss der Abstand der R-Zacken zueinander bestimmt werden. Ungleiche Abstände sprechen für eine Arrhythmie. Hierbei ist es wichtig zu unterscheiden, ob Extrasystolen vereinzelt oder gehäuft auftreten oder ob es sich um eine absolute Arrhythmie handelt.

**4.** Ist der QRS-Komplex schmal oder breit?

Das Vorliegen eines schmalen QRS-Komplexes spricht für eine supraventrikuläre Erregung, während breite QRS-Komplexe am ehesten für eine ventrikuläre Erregung sprechen. Die maximale Breite eines normalen QRS-Komplexes liegt bei 0,12 Sekunden.

**5.** Ist Vorhofaktivität vorhanden?

Die Vorhofaktivität wird durch P-Wellen oder P-Zacken repräsentiert. P-Wellen sind normalerweise halbrunde, glatte und positive Wellen. Ihr Vorliegen spricht für den Sinusknoten als elektrischen Impulsgeber der Herzerregung. Stammt die Erregung aus anderen Abschnitten der Vorhöfe entstehen mitunter negative P-Wellen, P-Zacken oder negative P-Zacken.

**6.** Wie ist der Bezug von P zu Q?

Der Bezug von P zu Q lässt auf AV-Blockierungen zurück schließen. Beispielsweise ist bei einem AV-Block I. Grades die PQ-Zeit > 0,2 sec.

Um ein EKG richtig interpretieren zu können sind fundierte Kenntnisse über die Physiologie der Reizleitung des Herzens ebenso notwendig, wie fundierte Kenntnisse über das physiologische EKG und pathologische EKG-Veränderungen. Dennoch ist es wichtig das EKG eines Notfallpatienten nie isoliert zu sehen. Der Zustand des Patienten muss immer im Vordergrund der Beurteilung stehen. Herzrhythmusstörungen die zu einer Instabilität des Patienten führen, müssen umgehend behandelt werden.

**Merke**
Behandle immer den Patienten, nie seinen Herzrhythmus!

# Blutzuckerkontrolle

Unabhängig vom Lebensalter benötigt der menschliche Körper ausreichend Glukose um Energie zu gewinnen. Die Aufnahme von Kohlehydraten mit der Nahrung ist eine Möglichkeit, den Glukosespiegel im Blut aufrechtzu-erhalten. Die aufgenommenen Kohlenhydrate werden im Verdauungstrakt in ihre kleinsten Bestandteile zerlegt. Dies sind Glukose, Fruktose und Galaktose, wobei die Glukose den größten Anteil einnimmt. Direkt im An-schluss an die Nahrungsaufnahme steigt der Blutzuckerspiegel. Um den Blutzuckerspiegel konstant zu halten, wird aus den Langerhans-Inselzellen der Bauchspeicheldrüse das Hormon Insulin freigesetzt. Insulin ermöglicht es der Glukose in die Körperzellen zu gelangen und dort zu Energie umge-wandelt zu werden. Da das Nervensystem zur Energieversorgung auf das Vorhandensein von Glukose angewiesen ist, treten bei mangelnder Glukose schnell Bewusstseinstörungen, Krampfanfälle und Bewusstlosigkeit auf. Im schlimmsten Fall droht eine irreversible Schädigung des Gehirns. Sowohl die Hypoglykämie, als auch die Hyperglykämie sind für den menschlichen Organismus schädlich. Eine dauerhafte Erhöhung des Blutzuckerspiegels wird als Diabetes mellitus bezeichnet. Die Diagnose des Diabetes gilt als ge-sichert, wenn der Blutglukosespiegel bei einem nicht nüchternen Menschen an zwei unterschiedlichen Tagen Werte von 200 mg/dl übersteigt. Typische Symptome eines Diabetes sind:
- häufiges Wasserlassen (Polyurie)
- krankhaft gesteigerter Durst (Polydipsie)
- Gewichtsverlust.

Die Ursachen des Diabetes sind die reduzierte Insulinsekretion, die vermin-derte Insulinbildung oder die gestörte Insulinwirkung. Schwerwiegende Folgen eines Diabetes sind:
- Erkrankungen des Herz-Kreislaufsystems
- Schädigung des Nervensystems
- Schädigung der Augen
- Schädigung der Nieren.

Weiterhin sind Diabetiker der großen Gefahr ausgesetzt, einen Herzinfarkt oder einen Schlaganfall zu erleiden.
Zur Messung des Blutzuckerspiegels stehen moderne Blutzuckermessgeräte zur Verfügung. Hierzu wird Kapillarblut aus der Fingerbeere entnommen. Die Fingerbeere wird mit einer Lanzette punktiert. Ein, in das Messgerät

**Tab. 6.2:** Blutzucker – Normwerte

| Altersgruppe | BZ-Wert | SI-Einheiten |
|---|---|---|
| Frühgeborene | 20–60 mg/dl | 1,1–3,3 mmol/l |
| Neugeborene | 30–60 mg/dl | 1,7–3,3 mmol/l |
| Säuglinge | 50–90 mg/dl | 2,8–5,0 mmol/l |
| Kinder und Erwachsene | 60–110 mg/dl | 3,3–6,1 mmol/l |

eingesteckter, Teststreifen nimmt einen Tropfen Kapillarblut auf. Das Messergebnis wird nach kurzer Zeit (meist < 10 sec) angezeigt.

**Merke**
Eine Blutzuckerkontrolle muss bei allen wesensveränderten, bewusstseinsgestörten oder bewusstlosen Patienten durchgeführt werden.

# Kapnographie

Die Kapnographie ist ein Verfahren zur Ermittlung des Kohlendioxidgehaltes in der Atemluft. Der Begriff stammt aus dem Griechischen und setzt sich aus den Wörtern „kapnos" (Rauch, Dampf) und „graphein" (grafisch darstellen) zusammen. Während bei der Kapnographie der Kohlendioxidgehalt der Atemluft zu jedem Zeitpunkt der Atmung in einer Kurve dargestellt wird, wird der bei der Kapnometrie (-metrie: Griechisch, metrein – messen) ermittelte Wert lediglich numerisch dargestellt. Die Einatemluft des Menschen enthält kaum Kohlendioxid (< 0,1%), deshalb werden die Begriffe Kapnographie und Kapnometrie im Zusammenhang mit der Messung des Kohlendioxidgehaltes in der Ausatemluft verwandt. Dieser wird auch als endexspiratorischer oder endtidaler Kohlendioxidgehalt ($etCO_2$) bezeichnet. Die Kapnographie wird seit 1991 von der American Society of Anesthesiologists (ASA) als Standardmonitoring von beatmeten Patienten empfohlen.

**Info**
Die Kapnographie wird seit 1991 von der American Society of Anesthesiologists (ASA) als Standardmonitoring von beatmeten Patienten empfohlen.

## Physikalisches und Physiologisches

Die Luft setzt sich aus verschiedenen Gasen zusammen. Die Konzentration der einzelnen Gase wird in Volumenprozent angegeben.

| Tab. 6.3: Zusammensetzung der Einatemluft (Volumenprozent) | |
|---|---|
| Sauerstoff ($O_2$) | 20,96 Vol.-% |
| Stickstoff ($N_2$) | 78 Vol.-% |
| Kohlendioxid ($CO_2$) | 0,04 Vol.-% |
| Edelgase | 1 Vol.-% |

Die Gase in der Luft üben infolge der Schwerkraft einen gewissen Druck aus. Der Luftdruck beträgt auf Meereshöhe 760 mmHg oder 1013,25 hPa. Jedes einzelne Gas übt hiervon einen Teildruck (Partialdruck) aus.

| Tab. 6.4: Gaspartialdrücke der Luft (auf Meereshöhe) | |
|---|---|
| Sauerstoff | 159,21 mmHg |
| Stickstoff | 593,45 mmHg |
| Kohlendioxid | 0,25 mmHg |
| Edelgase | 7,04 mmHg |

Bei der Energiegewinnung im Körper entsteht als Endprodukt Kohlendioxid. In Ruhe werden ca. 250 ml Kohlendioxid pro Minute produziert. Dies entspricht ungefähr dem Sauerstoffverbrauch eines erwachsenen Menschen in Ruhe. Der Partialdruck des Kohlendioxids ($PACO_2$) in der Alveolarluft beträgt 40 mmHg und entspricht dem Partialdruck des Kohlendioxids in der Ausatemluft. Der, mittels Kapnographie, ermittelte Wert lässt Rückschlüsse auf den Kohlendioxidpartialdruck in der Alveolarluft zu.

## Technik der Kapnographie/-metrie

Die Kapnographie verwendet zur Messung des Kohlendioxidpartialdrucks in den meisten Fällen die Infrarotspektroskopie. Diese wurde von dem deutschen Physiker Luft im Jahr 1943 entwickelt. Die Messung erfolgt in zwei verschiedenen Verfahren:
- Nebenstromverfahren
- Hauptstromverfahren.

Beim Nebenstromverfahren wird die Gasprobe am Tubus des Patienten entnommen und über eine Absaugleitung zur Messeinheit im Kapnographiegerät geführt. Die hierfür erforderliche Gasmenge beträgt zwischen 50 und 200 ml/min. In der Messeinheit wird das Gas mit Infrarotlicht durchstrahlt. Kohlendioxid absorbiert Infrarotlicht bei einer Wellenlänge von 426 nm.

Die Messeinheit berechnet aus dem nicht absorbierten Infrarotlicht den Kohlendioxidpartialdruck. Bei der Messung im Hauptstromverfahren wird eine Messküvette direkt zwischen dem Endotrachealtubus und dem Beatmungsschlauch oder dem Beatmungsbeutel platziert. Die Messung erfolgt kontinuierlich im Atemstrom des Patienten. Das Hauptstromverfahren wird als das genauere Messverfahren bezeichnet. Die Kohlendioxidkonzentration wird kontinuierlich gemessen und ohne Zeitverzögerung auf dem Gerätemonitor dargestellt.

**Info**

Im Rettungsdienst sind die Kapnographen häufig in ein EKG-Gerät integriert. Es stehen aber auch Einzelgeräte unterschiedlichster Größe zur Verfügung.

Neben der Messung mit Kapnographen im Haupt- und Nebenstromverfahren stehen auch Einwegkapnometer zur Verfügung. Diese werden direkt auf den Tubus aufgesteckt. Ein chemischer Farbindikator zeigt den Kohlendioxidgehalt der Atemluft durch Farbumschlag während Ein- und Ausatmung an. Diese Kapnometer sind für Erwachsene und Kinder verfügbar.

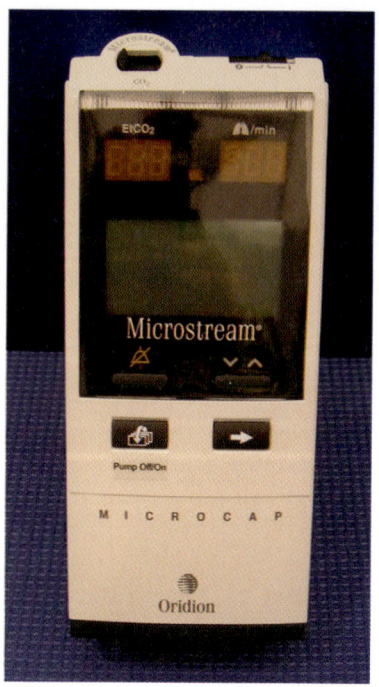

**Abb. 6.6:** „Handheld"-Kapnograph

## Indikationen der Kapnographie/-metrie

Die Kapnographie dient in erster Linie der Überwachung des Atemwegs und der Beatmung eines intubierten Patienten. Die Kapnographie liefert unter anderem wichtige Informationen über
- die Tubuslage
- mögliche Diskonnektion und Dislokation des Tubus
- Qualität der Beatmung (Hypo- oder Hyperventilation)
- die Lungenperfusion
- das Auftreten oder Vorhandensein einer Bronchokonstriktion.

Die Kapnographie kann aber auch zur Überwachung nicht beatmeter Patienten eingesetzt werden. Hierzu wird das Atemgas mittels einer speziellen Nasenbrille (teilweise mit zusätzlichem Mundstück) entnommen und dem Kapnographen zugeführt. Die Messung erfolgt, wie bei intubierten Patienten, in der Messeinheit. Der Kohlendioxidpartialdruck kann als Kapnogramm oder als numerischer Wert dargestellt werden. Indikationen für diese Kapnographieform sind:
- die Überwachung der Bronchokonstriktion bei Asthma oder COPD
- die Überwachung einer möglichen Hypoventilation durch
  - Drogenüberdosierungen
  - Vergiftungen
  - Gabe von Analgetika und Sedativa
  - SHT
  - etc.

**Info**
Neue Technologien machen die kapnographische Überwachung nicht beatmeter Patienten auch im Hauptstromverfahren möglich.

## Die Interpretation des Kapnogramms

Das physiologische Kapnogramm besteht aus fünf Phasen.
- Phase A – B: Entleerung des oberen Totraumvolumens der Atemwege. Der Kohlendioxidgehalt ist Null, da diese Luft nicht am Gasaustausch teilgenommen hat. Es handelt sich hierbei um die erste Phase der Ausatmung.
- Phase B – C: Ansteigende Kohlendioxidkonzentration. Das Gas stammt aus dem unteren Totraum und teilweise aus den Alveolen.
- Phase C – D: Langsames Ansteigen der Kurve. Das Gas stammt zum Großteil aus den Alveolen. Diese Phase wird auch als „alveoläres Plateau" bezeichnet.
- Phase D: Endtidaler Kohlendioxidpartialdruck. Letzter Teil des Gases aus dem Alveolarbereich, der am Gasaustausch teilgenommen hat. Höchstkonzentration von ausgeatmetem Kohlendioxid.

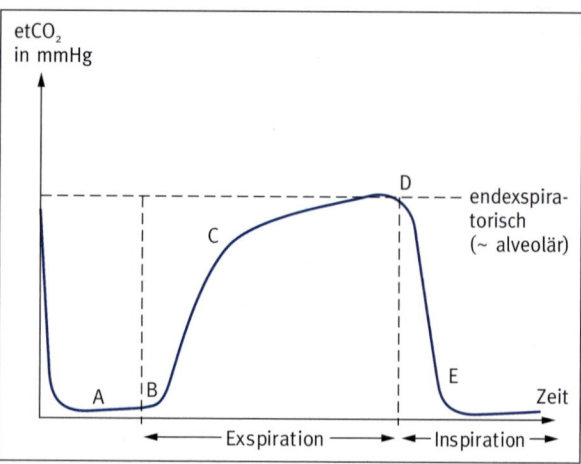

**Abb. 6.7:** Normales Kapnogramm

- Phase D – E: Einatmung. Schnelle Abnahme der Kohlendioxidkonzentration aufgrund des geringen Kohlendioxidgehaltes (0,04 %) in der Einatemluft.

Der normale endtidale Kohlendioxidpartialdruck (etCO$_2$) liegt im Bereich von 35 – 45 mmHg. Der Kohlendioxidpartialdruck ist von verschiedenen Faktoren abhängig:
- Kohlendioxidproduktion (Stoffwechsel)
- Kohlendioxidelimination, abhängig von
    - der Lungenfunktion (Ventilation)
    - der Beatmung (Atemfrequenz und Atemhubvolumen)
    - Herz-/Kreislauffunktion (Perfusion).

Werte unterhalb von 35 mmHg werden als Hypokapnie bezeichnet. Ein endtidaler Kohlendioxidpartialdruck größer als 45 mmHg als Hyperkapnie. Der Abfall des etCO$_2$ wird unterschieden in:
- einen plötzlichen Abfall des etCO$_2$ auf beinahe Null. Die Ursachen hierfür können sein:
    - die Diskonnektion des Tubus
    - die Dislokation des Tubus
    - eine komplette Verlegung des Tubuslumens
    - die Intubation der Speiseröhre
    - Fehler des Beatmungsgerätes.

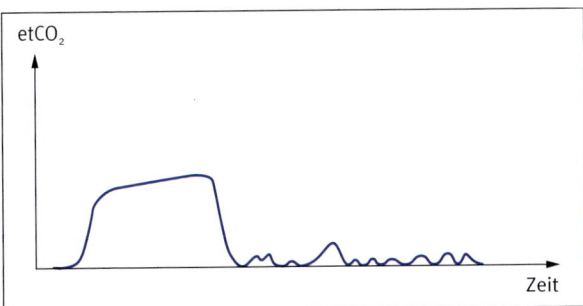

**Abb. 6.8:** Plötzlicher Abfall des etCO$_2$ auf beinahe Null

- einen plötzlichen Abfall des etCO$_2$ auf niedrige Werte. Die Ursachen hierfür können sein:
    - die teilweise Verlegung des Tubuslumens
    - die Undichtigkeit des Beatmungssystems
- einen exponentiellen Abfall des etCO$_2$. Die Ursachen hierfür können sein:
    - ein hoher Blutverlust
    - ein plötzlicher Blutdruckabfall
    - eine Lungenembolie
    - ein Herz-/Kreislaufstillstand.
- ein allmählicher Abfall des etCO$_2$. Die Ursachen hierfür können sein:
    - die Abnahme der Lungendurchblutung (z. B. bei Volumenmangel)
    - eine Hyperventilation
    - eine Hypothermie.

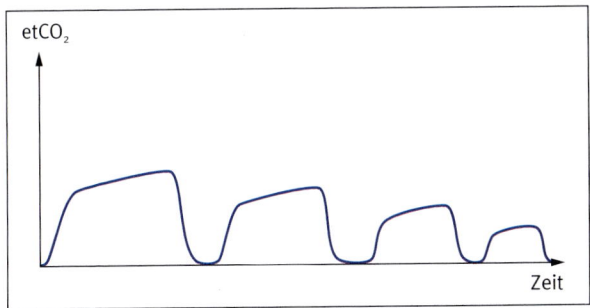

**Abb. 6.9:** Exponentieller Abfall des etCO$_2$

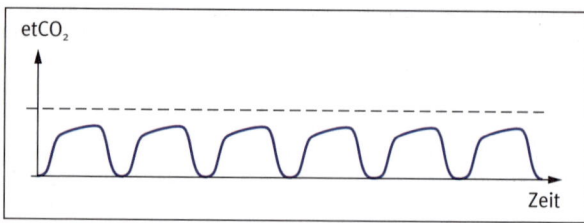

**Abb. 6.10:** Hyperventilation des Patienten

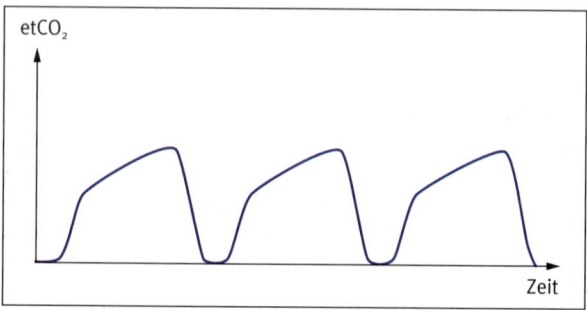

**Abb. 6.11:** „Haifischflossenform" des Kapnogramms bei Bronchokonstriktion

Eine besondere Form des Kapnogramms stellt sich bei einer Bronchokonstriktion bei Asthma oder COPD dar. Aufgrund der erschwerten Ausatmung des Patienten, steigt die Kurve in der Phase B – C nicht so steil an und das Plateau ist kleiner. Man spricht in dieser Situation von einer so genannten „Haifischflossenform" des Kapnogramms.

Generell zeigt der Anstieg des etCO$_2$, dass eine Hypoventilation des Patienten vorliegt. Allerdings muss hier zwischen spontanatmenden und beatmeten Patienten unterschieden werden. Bei spontanatmenden Patienten kann der Anstieg des etCO$_2$ durch eine Atemdepression, z. B. Narkotikagabe, verursacht sein. Bei beatmeten Patienten sind die Ursachen eine ungenügende Beatmung (Hypoventilation), aber auch

- eine Erhöhung des Stoffwechsels
- eine Erhöhung der Körpertemperatur (Fieber)
- eine Hyperthyreose
- eine abnehmende Narkosetiefe
- die Gabe von Natriumbicarbonat
- eine maligne Hyperthermie.

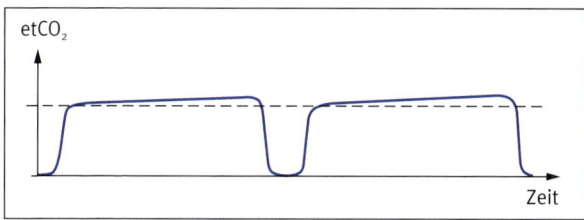

**Abb. 6.12:** Hypoventilation des Patienten

# Pulsoximetrie

Die Pulsoximetrie ist das Standardverfahren zur nicht invasiven Messung der arteriellen Sauerstoffsättigung. Die mit einem Pulsoximeter gemessene arterielle Sauerstoffsättigung wird mit $SpO_2$ bezeichnet. Der Sauerstoff wird zum Großteil (ca. 98%) chemisch an das Hämoglobin gebunden transportiert. Lediglich 2% des Sauerstoffs werden physikalisch im Plasma gelöst transportiert. Die arterielle Sauerstoffsättigung ist vom Sauerstoffpartialdruck abhängig. Der arterielle Sauerstoffpartialdruck ($PaO_2$) liegt normalerweise bei 100 mmHg.

> **Info**
> Im Alter reduziert sich der arterielle Sauerstoffpartialdruck.
> Als Faustregel gilt: $PaO_2$ (mmHg) = 100 − (Lebensalter : 2)

Eine arterielle Sauerstoffsättigung von 100% ist physiologisch nicht möglich. Dies liegt daran, dass 1–3% des Blutes nicht am Gasaustausch teilnimmt und somit auch die Sauerstoffsättigung um 1–3% herabsetzt.

> **Info**
> $PaO_2$: 100 mmHg → $O_2$-Sättigung: 97%

## Technik und Fehlerquellen der Pulsoximetrie

Ein Pulsoximeter besteht aus einer Mess- und Monitoreinheit und einem Sensor (z. B. Fingerclip). Der Sensor verfügt über eine duale Lichtquelle und einen Photodetektor. Die Lichtquelle sendet Infrarotlicht (Wellenlänge 940 nm) und Rotlicht (Wellenlänge 660 nm) aus. Der Sensor muss zur Messung an einer Körperstelle angebracht werden, an der arterielle Blutgefäße durchstrahlt werden können.

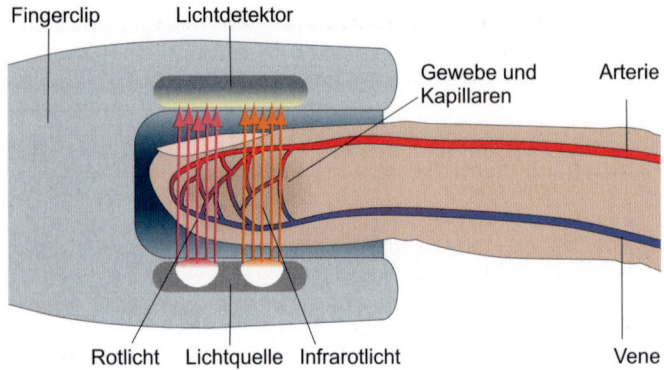

**Abb. 6.13:** Funktionsprinzip der Pulsoximetrie

Mögliche Messstellen sind:
- Finger
- Zehe
- Ohr
- Nase.

Die Lichtquelle sendet abwechselnd Licht durch das Gewebe und der Photodetektor misst das nicht absorbierte Licht. Sauerstoff beladenes Hämoglobin (Oxyhämoglobin – $O_2Hb$) absorbiert das Infrarotlicht stärker als Sauerstoff unbeladenes Hämoglobin (Desoxyhämoglobin). Das Rotlicht wird vom Desoxyhämoglobin stärker absorbiert. Bei der Pulsoximetrie wird ausschließlich die Absorption des pulsierenden Blutes gemessen.

**Merke**
Die Pulsoximetrie benötigt zur korrekten Messung pulsierenden Blutfluss und Lichtdurchlässigkeit des Gewebes.

Aus dem Messverfahren ergeben sich die Grenzen und die möglichen Fehlerquellen der Pulsoximetrie. Die Messung der arteriellen Sauerstoffsättigung kann durch folgende Ursachen unmöglich werden:
- periphere Durchblutungsstörungen
- Hypothermie
- Hypovolämie
- Schock
- Vasokonstriktion
- Bewegungsartefakte
- Nagellack.

Falsch hohe Werte können durch eine Kohlenmonoxidvergiftung und eine Vergiftung mit Methämoglobinbildnern entstehen.

### Info
#### Die Kohlenmonoxidvergiftung
Kohlenmonoxid entsteht als Produkt bei unvollständiger Verbrennung. Das Gas ist farb- und geruchlos. Es ist leichter als Luft, brennbar und im Luftgemisch explosiv. Auch im Körper entsteht Kohlenmonoxid in geringen Mengen. Der physiologische Gehalt im Körper liegt unter 2%. Bei starken Rauchern kann dieser Wert allerdings bis zu 10% betragen. Kohlenmonoxid hat eine 218-fach höhere Bindungsfähigkeit an das Hämoglobin als der Sauerstoff. Es entsteht Carboxyhämoglobin, das keinen Sauerstoff mehr transportieren kann. Das entstandene Carboxyhämoglobin (COHb) wird von den Standard-Pulsoximetern als Oxyhämoglobin interpretiert, wodurch falsch hohe Werte bei der Pulsoximetrie gemessen werden können. Die wichtigste Therapie der Patienten mit einer Kohlenmonoxidvergiftung ist die hoch dosierte Sauerstoffgabe (10–15 l/min). Diese reduziert die Halbwertszeit von Kohlenmonoxid von 249 Minuten unter Raumluftatmung auf 47 Minuten. In besonders schweren Fällen ist die hyperbare Oxygenation in einer Druckkammer notwendig. Hier wird der Sauerstoff mit wesentlich höherem atmosphärischem Druck in den Körper eingebracht. Durch die Therapie in einer Druckkammer, kann die Halbwertszeit von Kohlenmonoxid auf 22 Minuten verkürzt werden.

Eine neue Generation von Pulsoximetern, so genannte Puls-CO-Oximeter machen eine schnelle, nicht invasive Messung des Carboxyhämoglobin möglich. Die Geräte werden wie normale Pulsoximeter angewendet. Die Sensoren der Puls-CO-Oximeter arbeiten allerdings mit sieben Licht-Wellenlängen. Je nach Ausstattung der Geräte kann neben Carboxyhämoglobin, auch Methämoglobin und selbstverständlich Oxyhämoglobin gemessen werden.

**Tab. 6.5:** Symptome einer Kohlenmonoxidvergiftung

| COHb-Konzentration | Symptome |
|---|---|
| < 15–20% | Kopfschmerzen, Übelkeit, Erbrechen, Schwindel, Sehstörungen |
| 21–40% | Verwirrtheit, Synkopen, Brustschmerz, Atemstörungen, Tachykardie, Tachypnoe, Schwäche |
| 41–59% | Arrhythmien, Blutdruckabfall, Atemstillstand, Lungenödem, Krampfanfälle, Herz-/Kreislaufstillstand |
| > 60% | Tod |

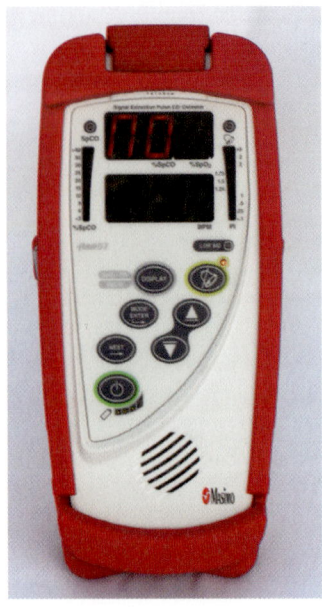

**Abb. 6.14:** Puls-CO-Oximeter RAD 57

**Info**
**Methämoglobin und Methämoglobinbildner**
Methämoglobin ist oxidiertes Hämoglobin. D. h. das zweiwertige Eisen des Hämoglobins ist zu dreiwertigem Eisen oxidiert. Methämoglobin kann, wie Carboxyhämoglobin keinen Sauerstoff binden und transportieren. Der physiologische Gehalt an Methämoglobin liegt unter 2%. Ein höherer Gehalt wird als Methämoglobinämie bezeichnet. Diese kann angeboren oder erworben sein. Einige Chemikalien und Medikamente können eine Methämoglobinämie verursachen. Hierzu gehören:
- Chlorate (z. B. Reinigungs- und Bleichmittel)
- Anilin
- Nitrite (z. B. Nitroglycerin)
- Nitrate (z. B. Düngemittel)
- Lokalanästhetika (z. B. Lidocain)
- Malariamittel
- Antidote (4 DMAP®)
- Sulfonamide (Antibiotika)
- Schmerzmittel (z. B. Paracetamol).

Die Symptome einer Methämoglobinämie richten sich nach dem Methämoglobingehalt des Blutes.

Die Therapie der Methämoglobinämie besteht neben der Gabe von hoch dosiertem Sauerstoff (10–15 l/min), aus der Gabe der Antidote Toluidinblau® oder Methylenblau. Beide sind Redoxfarbstoffe, die das dreiwertige Eisen wieder zu zweiwertigem Eisen reduzieren können.

**Tab. 6.6:** Symptome einer Methämoglobinämie

| Methämoglobingehalt | Symptome |
| --- | --- |
| 10 – 15 % | Nur selten Symptome |
| 20 – 50 % | Benommenheit, Kopfschmerz, Schwäche, Tachykardie, Zyanose |
| 50 – 60 % | Azidose, Bradykardie oder andere Herzrhythmusstörungen, Dyspnoe, Zyanose |
| > 70 % | Tod |

Bei der Anwendung von Pulsoximetern muss unbedingt beachtet werden, dass eine gute bis sehr gute arterielle Sauerstoffsättigung (SpO$_2$) nichts über die Versorgung der Organe mit Sauerstoff aussagt. Organe wie z. B. das Herz können mit Sauerstoff unterversorgt sein, obwohl der Notfallpatient eine sehr gute arterielle Sauerstoffsättigung aufweist.

# Testen Sie Ihr Wissen

1. Wie hoch ist der maximale Wert, den ein Patient bei der Beurteilung mithilfe des Glasgow-Coma-Scale erreichen kann?
   a. 15 Punkte
   b. 3 Punkte
   c. 10 Punkte
   d. 8 Punkte

2. Welche EKG-Ableitung gehört nicht zu den Extremitätenableitungen?
   a. V 3
   b. aVR
   c. aVL
   d. II

3. Welche Frage wird bei der Sechs-Schritt-Methode zur Rhythmusinterpretation nicht gestellt?
   a. Ist elektrische Aktivität vorhanden?
   b. Ist Vorhofaktivität vorhanden?
   c. Ist der QRS-Komplex schmal oder breit?
   d. Sind T-Wellen vorhanden?

4. Wie hoch ist der normale Blutzuckergehalt eines Erwachsenen?
   a. 30 – 60 mg/dl

   b. 60 – 110 mg/dl

   c. 20 – 60 mg/dl

   d. 50 – 90 mg/dl

5. Wie hoch ist der normale endtidale $CO_2$-Gehalt?
   a. 35 – 45 mmHg
   b. 10 – 20 mmHg
   c. 50 – 60 mmHg
   d. 45 – 55 mmHg

6. Wie hoch ist der Sauerstoffpartialdruck der Umgebungsluft auf Meereshöhe?
   a. 100 mmHg
   b. 159,21 mmHg
   c. 593,45 mmHg
   d.   7,04 mmHg

7. Bei welcher Erkrankung stellt sich das Kapnogramm als „Haifischflossenform" dar?
   a. Herzinfarkt
   b. Asthma
   c. Schock
   d. Hypothermie

8. Wie hoch ist der arterielle Sauerstoffpartialdruck eines gesunden jungen Erwachsenen?
   a.   35 mmHg
   b.   45 mmHg
   c. 100 mmHg
   d.   40 mmHg

9. Welche der nachfolgend genannten Vergiftungen kann bei der Pulsoximetrie falsch hohe Werte liefern?
   a. Opiatvergiftung
   b. Vergiftung mit Betablockern
   c. Kohlenmonoxidvergiftung
   d. Kohlendioxidvergiftung

10. Ab welcher Kohlenmonoxidkonzentration ist mit dem Tod eines Menschen zu rechnen?
    a. < 2 %
    b. 15 – 20 %
    c. 21 – 40 %
    d. > 60 %

# Diagnostische Technik – aber richtig

# Ermittlung der Atemfrequenz

## Durchführung

- Arm des Patienten auf den unteren Brustkorb/Oberbauch legen.
- Radialispuls tasten.
- Atembewegungen des Patienten mit der pulstastenden Hand fühlen und gleichzeitig die Atembewegungen des Brustkorbs beobachten.
- Atemfrequenz mindestens 30 Sekunden lang auszählen und den ermittelten Wert anschließend mit 2 multiplizieren (ergibt die Atemfrequenz pro Minute).
- Ermittelten Wert dokumentieren.

**Merke**

Achtung: Patienten nicht davon unterrichten, dass nun seine Atemfrequenz ermittelt wird. Ansprechbare Patienten reagieren hierauf oft mit einer Veränderung der Atemfrequenz.

**Info**

Bei nicht ansprechbaren Patienten kann zur Auszählung der Atemfrequenz auch ein Stethoskop auf den Brustkorb aufgelegt werden. Auch hierbei muss die Atemfrequenz mindestens 30 Sekunden ausgezählt und dann mit 2 multipliziert werden.

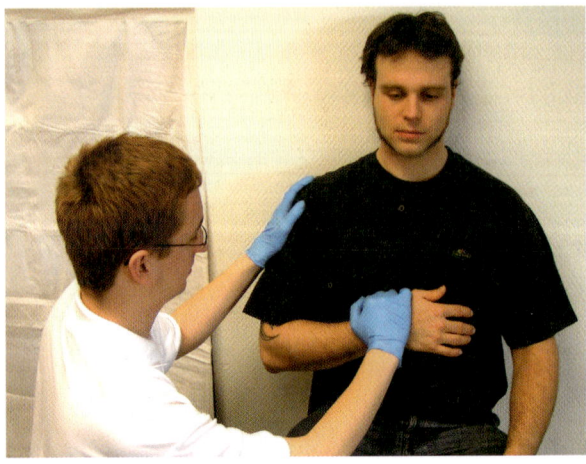

**Abb. 7.1:** Ermittlung der Atemfrequenz

# Ermittlung der Pulsfrequenz

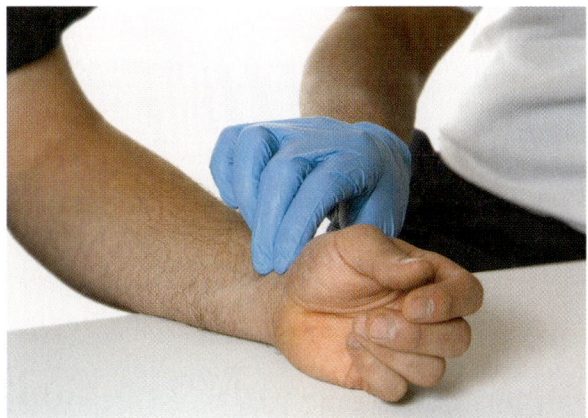

**Abb. 7.2:** Pulskontrolle am Handgelenk (Radialispuls)

## Durchführung Radialspuls

- Palpationsort (A. radialis) aufsuchen.
- Arterie mit mindestens zwei Fingern gefühlvoll tasten.
- Pulsfrequenz für mindestens 30 Sekunden auszählen und den ermittelten Wert mit 2 multiplizieren (ergibt die Pulsfrequenz pro Minute).
- Ermittelten Wert dokumentieren.

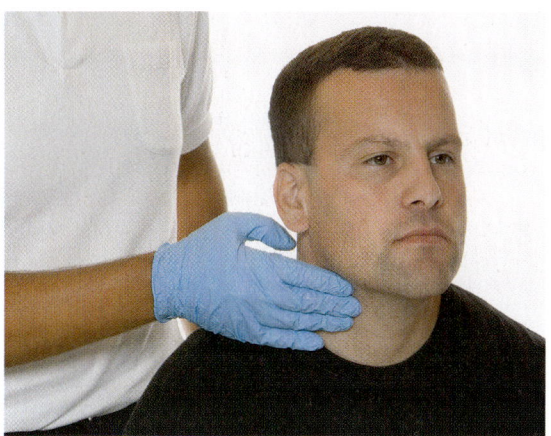

**Abb. 7.3:** Pulskontrolle an der Halsschlagader (Carotispuls)

## Durchführung Carotispuls

- Palpationsort (A. carotis) aufsuchen.
- Arterie mit mindestens zwei Fingern gefühlvoll tasten.
- Pulsfrequenz für mindestens 30 Sekunden auszählen und den ermittelten Wert mit 2 multiplizieren (ergibt die Pulsfrequenz pro Minute).
- Ermittelten Wert dokumentieren.

**Info**

Bei Schwierigkeiten die Halsschlagader (A. carotis) aufzufinden, ist es hilfreich mit den Fingern vom Kehlkopf aus in Richtung Kopfnickermuskel (M. sternocleidomastoideus) zu fühlen. Direkt vor dem Muskel befindet sich die Halsschlagader (A. carotis).

**Merke**

Die Ermittlung der Pulsfrequenz oder die orientierende Pulskontrolle darf an der Halsschlagader nur nach vorheriger Information des Patienten durchgeführt werden. Eine Ausnahme ist der bewusstlose Patient.

**Merke**

Achtung: Bei arrhythmischem Puls, sollte die Frequenz über 60 Sekunden ermittelt werden. Nur so ist ein aussagekräftiger Wert zu erhalten.

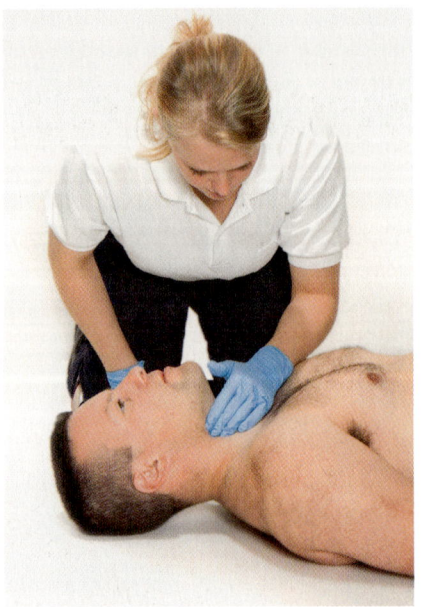

**Abb. 7.4:** Auffinden der Halsschlagader (A. carotis)

# Blutdruckmessung

## Durchführung

- Ausreichend große Blutdruckmanschette um den unbekleideten Oberarm legen. Zwischen unterem Manschettenende und Ellenbeuge muss ausreichend Platz (2 – 3 cm) sein.
- Puls am Handgelenk des Patienten tasten.
- Manschette aufpumpen, bis der Puls nicht mehr tastbar ist.
- Nach Verschwinden des Pulses weitere 15 – 30 mmHg Luft aufpumpen.
- Stethoskop über der Armarterie (A. brachialis) platzieren.
- Luft langsam ablassen.
- Das Erscheinen des Korotkow-Geräusches entspricht dem systolischen Blutdruckwert.
- Das Verschwinden des Korotkow-Geräusches entspricht dem diastolischen Blutdruckwert.
- Ventil der Blutdruckmanschette vollständig öffnen und restlichen Druck komplett ablassen.
- Ermittelte Werte dokumentieren

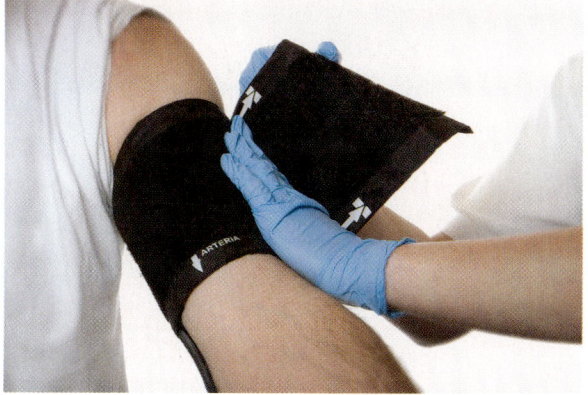

**Abb. 7.5:** Anlegen der Blutdruckmanschette am Oberarm

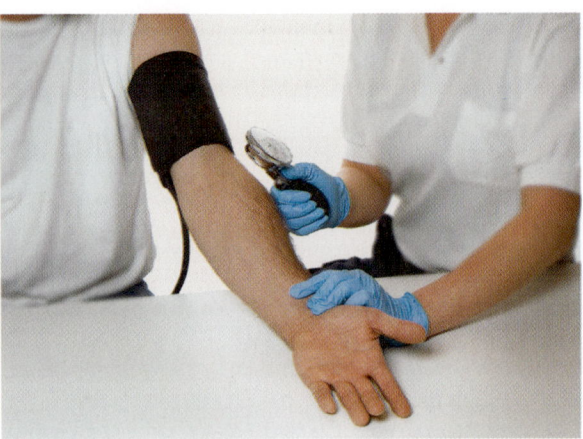

**Abb. 7.6:** Radialispuls tasten und Manschette aufpumpen

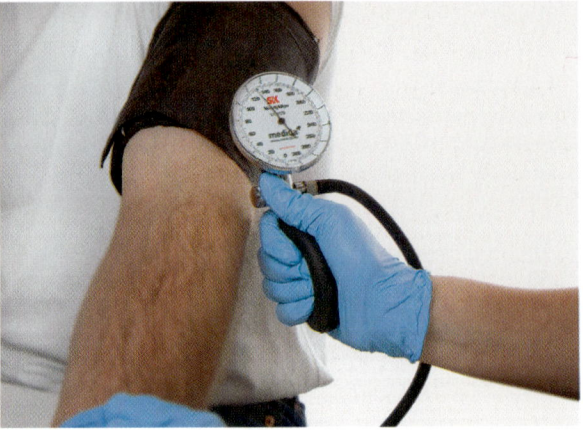

**Abb. 7.7:** Langsames Ablassen und Abhören der Korotkow-Geräusche

# Blutzuckermessung

## Durchführung

- Patienten nach Möglichkeit über die Maßnahme informieren.
- Evtl. Durchblutung der Fingerbeere oder des Ohrläppchens fördern (Erwärmen, leichtes Reiben).
- Punktionsstelle desinfizieren.
- Punktionsstelle nach Hautdesinfektion trocknen lassen.

- Teststreifen in BZ-Messgerät einführen.
- Mit Sicherheitslanzette punktieren.
- Bluttropfen auf Teststreifen aufnehmen.
- Wert ablesen und dokumentieren.

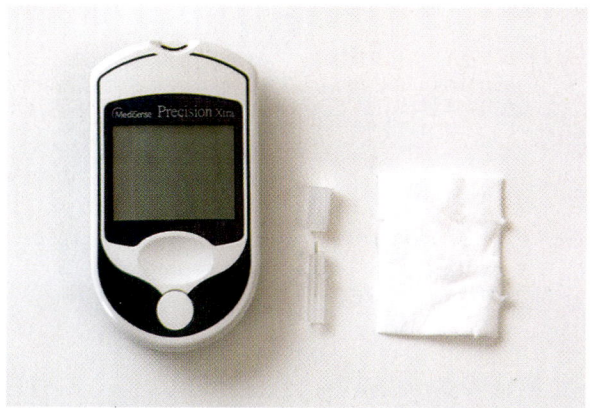

**Abb. 7.8:** Material zur Blutzuckermessung

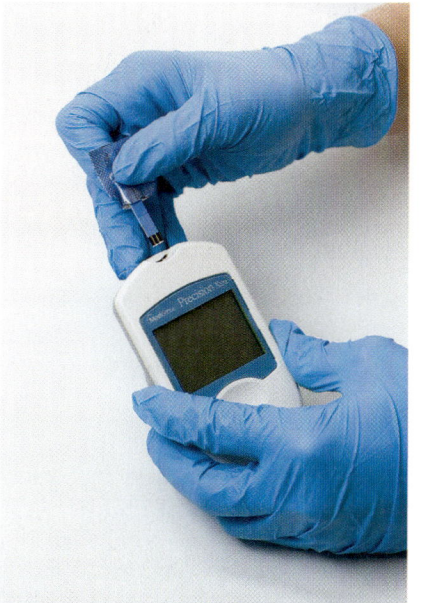

**Abb. 7.9:** Teststreifen in BZ-Messgerät einführen

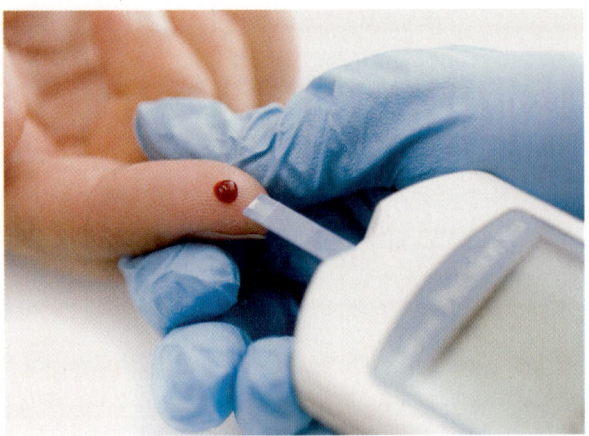

**Abb. 7.10:** Bluttropfen aufnehmen

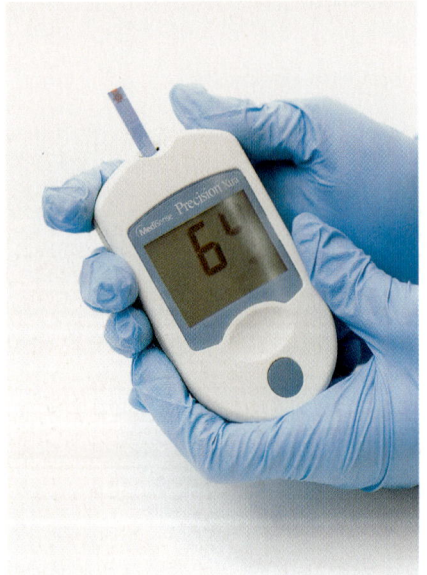

**Abb. 7.11:** BZ-Wert ablesen

**Info**

Die Funktion der BZ-Messgeräte kann Hersteller abhängig variieren. Vor In-
betriebnahme ist die Bedienungsanleitung aufmerksam durchzuarbeiten und
bei der Anwendung muss sich an die Herstellerangaben gehalten werden.

# EKG

## Ableitung eines Rhythmus-EKG

### Durchführung

- Oberkörper des Patienten nach Möglichkeit komplett entkleiden.
- Elektroden soweit wie möglich an den Grenzen des Oberkörpers kleben.
- EKG-Kabel anschließen.
- EKG-Kabel nicht quer über den Brustkorb legen.
- Patienten auffordern ruhig zu atmen und sich nicht zu bewegen.
- Rhythmusstreifen ausdrucken.

> **Merke**
> Werden die Elektroden nicht an den äußeren Grenzen des Brustkorbs platziert, ist die Platzierung von Defibrillationselektroden und die korrekte Thoraxkompression unmöglich.

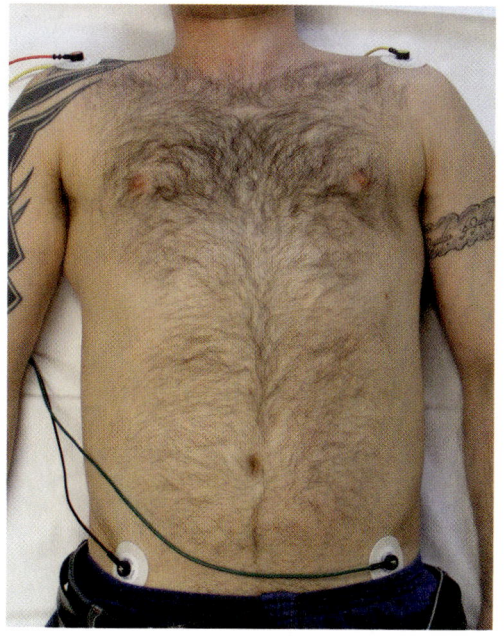

**Abb. 7.12:** Vier-Pol-Ableitung am Oberkörper

# Platzierung von Defibrillations-Klebeelektroden

## Durchführung

- Oberkörpervorderseite komplett entkleiden.
- Starke Brustbehaarung schnell entfernen.
- Rechte Defibrillationselektrode unterhalb des rechten Schlüsselbeins direkt neben das Brustbein faltenfrei aufkleben.
- Linke Defibrillationselektrode auf die linke Brustkorbseite in die mittlere Axillarlinie auf Höhe des 5. Interkostalraumes kleben.

**Merke**

Nicht korrekt platzierte Defibrillationselektroden führen unter Umständen dazu, dass nur Teile des Herzens defibrilliert werden. Dies führt dann nicht selten zu nicht erfolgreichen Defibrillationen.

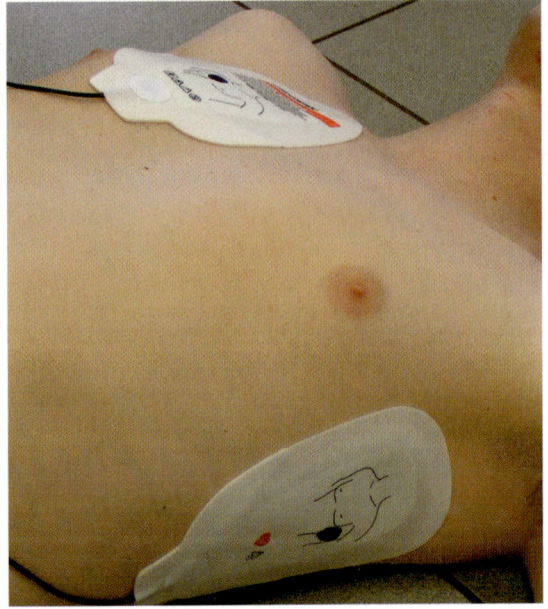

**Abb. 7.13:** Korrekt platzierte Defibrillations-Klebeelektroden

# Pulsoximetrie und Kapnographie

## Pulsoximetrie

### Durchführung

- Fingerclip oder Klebesensor am Finger des Patienten anbringen.
- Messwert ablesen und dokumentieren.

> **Info**
> Weitere Messorte sind der Fuß, der Nasenrücken, das Ohrläppchen oder die Stirn.

> **Merke**
> Achtung: Stark verschmutzte und lackierte Fingernägel können eine Messung unmöglich machen. Auch eine verminderte Durchblutung, z.B. bei einem Schock oder einer Unterkühlung macht eine Messung unmöglich.

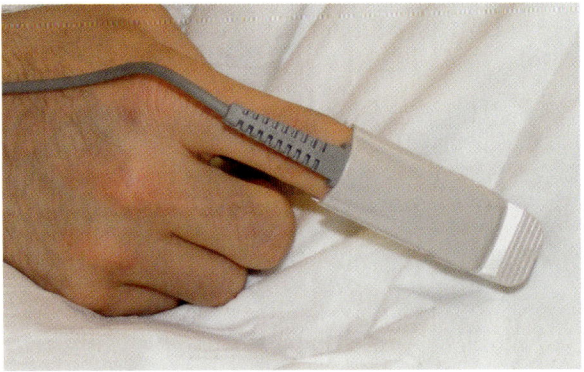

**Abb. 7.14:** Pulsoximeterclip am Finger

## Kapnographie bei intubierten Patienten

### Durchführung

- $CO_2$-Filterschlauch (Luftansaugschlauch) am Gerät anschließen.
- Gerät einschalten.
- Bei einem Kombinationsgerät (z.B. Defibrillator mit Kapnographieeinheit) sicherstellen, dass das $etCO_2$-Monitorbild eingestellt ist.
- Das Einschalten der Absaugpumpe (in der Kapnographieeinheit integriert) abwarten.

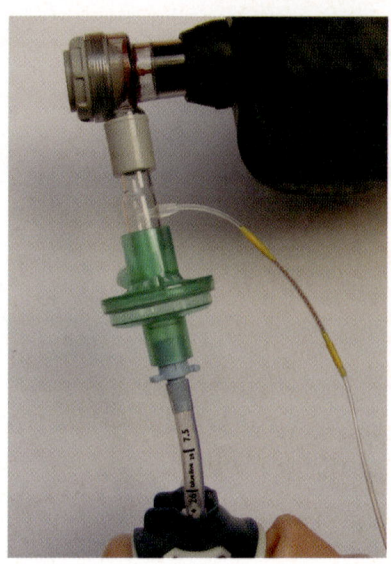

**Abb. 7.15:** Nebenstromverfahren

- $CO_2$-Filterschlauch (Luftansaugschlauch) am Tubus des Patienten anschließen.
- Kapnogramm anzeigen lassen.
- Wert und Verlaufswerte dokumentieren.

**Info**
Neben Kapnographieeinheiten, die in Defibrillatoren integriert sind, stehen auch so genannte Handheld-Geräte und Einweg-Kapnometer zur Verfügung.

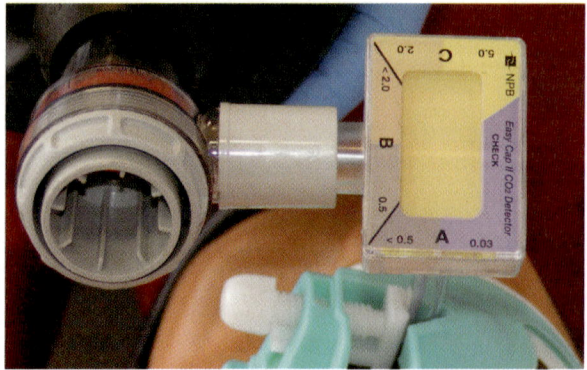

**Abb. 7.16:** Easy Cap II – Einweg-Kapnometer

# Anhang

# Lösungen

## Sicher ist sicher – Die Beurteilung der Einsatzstelle

1. Wodurch ist das Einsatzpersonal bei Verkehrsunfällen auf Autobahnen besonders gefährdet?

   Antwort c

   Auf Autobahnen sind die Fahrzeuge häufig mit hohen Geschwindigkeiten unterwegs, Unfallstellen werden von den Fahrern dieser Fahrzeuge teilweise zu spät wahrgenommen. Natürlich besteht auch eine Gefährdung durch auslaufende Kraftstoffe und den rutschigen Untergrund. Seltener wird auf einer Autobahn die Gefahr durch am Boden liegende Stromleitungen bestehen.

2. Welchen Sicherheitsabstand zur Gleismitte empfiehlt die Deutsche Bahn wegen der Sogwirkung schnell fahrender Züge?

   Antwort c

   ICE-Züge fahren mit einer sehr hohen Geschwindigkeit, so dass der Sog des vorbeifahrenden Zuges einen Menschen, bei Unterschreitung des Sicherheitsabstandes von 3 Metern zur Gleismitte, mitziehen kann.

3. Wann darf ein Gleis bei Unfällen im Gleisbereich betreten werden?

   Antwort b

   Gleisbereiche dürfen nur nach Bestätigung der Gleissperrung durch das Notfallmanagement der Deutschen Bahn oder die Leitstelle betreten werden. ICE-Züge sind sehr leise und extrem schnell, so dass sich das Einsatzpersonal auf keinen Fall auf optische und akustische Informationen verlassen darf.

4. Von Niederspannung spricht man bis zu einer Spannung von …

   Antwort b

   Bei Spannungen wird in Niederspannung bis 1 Kilovolt (kV), Mittelspannung von 1 – 50 kV, Hochspannung von 50 – 220 kV und die Höchstspannung > 220 kV unterschieden.

5. Welcher Sicherheitsabstand (Spannungstrichter) muss bei am Boden liegenden Hochspannungsleitungen unbedingt eingehalten werden?

   Antwort c

   Bei Unfällen mit Hochspannung muss auf jeden Fall ein Abstand von 4 Meter eingehalten werden. Aufgrund der Schrittspannung die bei am Boden liegenden Kabeln entsteht, ist hier ein Sicherheitsabstand von 20 Meter einzuhalten.

6. Der Rettungswagen ist bei einem Gebäudebrand mit Personen im Gebäude als erstes Fahrzeug eingetroffen. Welche Maßnahme sollte der Rettungsdienst vor dem Eintreffen der Feuerwehr durchführen?
Antwort b
Das Rettungsfachpersonal muss versuchen die betroffenen Personen an den geöffneten Fenstern ihrer Wohnung zu halten und verbal zu betreuen. Rettungsversuche führen häufig nur zu einer weiteren Gefährdung der Betroffenen und des Rettungsfachpersonals.

7. Wie groß sollte der Sicherheitsabstand zu einem verunfallten Gefahrguttransporter sein?
Antwort a
Der Sicherheitsabstand zu einem verunfallten Gefahrguttransporter sollte 50 Meter betragen. Das Rettungsfachpersonal darf sich einem verunfallten Gefahrguttransporter nur annähern, wenn definitiv keine Eigengefährdung besteht.

8. Wie ist mit Tieren, von denen eine Gefährdung für das Einsatzpersonal ausgehen kann, an Einsatzstellen zu verfahren?
Antwort c
Tiere, von denen eine Gefährdung für das Rettungsfachpersonal ausgehen kann, sollten grundsätzlich vor Beginn der Beurteilung und Behandlung von der Einsatzstelle entfernt werden. Dies gilt auch für Haustiere, die im Alltag als harmlos eingestuft werden. Z.B. wird auch ein kleiner Hund seinem Instinkt folgen und seinen Besitzer verteidigen. Tiere können sicherlich nicht zwischen Hilfeleistungen und Angriffen unterscheiden.

9. In welcher Regel ist die persönliche Schutzausrüstung für das Personal im Rettungsdienst geregelt?
Antwort d
Die GUV-R 2106 regelt die persönliche Schutzausrüstung für das Personal im Rettungsdienst. Die Infektionsschutzbekleidung ist in der GUV-R 250/TRBA 250 geregelt. Weitere Informationen und Regeln findet man unter http://regelwerk.unfallkassen.de

10. Welcher der genannten Verletzungsmechanismen zählt nicht zu den signifikanten Verletzungsmechanismen?
Antwort c
Signifikante Verletzungsmechanismen beschreiben Vorgänge bei denen große Kräfte meist generalisiert auf den Körper des Menschen eingewirkt haben. Diese Krafteinwirkungen führen sehr häufig zu schweren Verletzungen. Bei der Amputation eines Ringfingers hat die Kraft nur

fokussiert auf den Körper eingewirkt und keine schwere Verletzung verursacht. Sowohl ein Sturz aus großer Höhe, ein Fahrzeugüberschlag und eine Fahrzeugkollision mit hoher Geschwindigkeit ≥ 55 km/h stellen signifikante Verletzungsmechanismen dar. Gerade der Fahrzeugüberschlag setzt den menschlichen Körper Krafteinwirkungen unterschiedlicher Richtungen aus, die häufig zu schweren Verletzungen führen.

## ABC – Die initiale Beurteilung

1. Auf welchen Reiz reagiert ein Notfallpatient, wenn er bei der Beurteilung nach dem AVPU-Schema als „P" eingestuft wurde?
   Antwort c
   P (Painful stimuli) steht hier für den Patienten, der nur noch auf einen Schmerzreiz – gezielt oder ungezielt – reagiert. Generell muss bei allen Patienten, die unterhalb der Kategorie A (Alert – Wach und ansprechbar) eingestuft werden, nach der Ursache für den verminderten Bewusstseinsgrad gesucht werden.

2. Durch was ist der Atemweg häufig verlegt, wenn ein schnarchendes Atemgeräusch wahrnehmbar ist?
   Antworten c und d
   Die Weichteile des Rachenraumes verschließen die Atemwege aufgrund des erloschenen Tonus. Das Anheben des Unterkiefers kann diese Verlegung häufig schnell beheben. Lange Zeit hat man angenommen, dass die Zunge der Grund für eine Atemwegsverlegung ist. Neuere Untersuchungen haben allerdings gezeigt, dass zuerst die Weichteile des unteren Rachenraumes (Hypopharynx) den Atemweg verlegen. Erst nach der Verlegung des Atemwegs durch die Weichteile, verlegt auch die Zunge den Atemweg. Ist bei Patienten ein gurgelndes oder glucksendes Geräusch während der Einatmung wahrzunehmen, verlegen Flüssigkeiten (z.B. Blut, Erbrochenes, Speichel) den oberen Atemweg. Eine sofortige Absaugung ist in diesem Fall notwendig. Ein pfeifendes Atemgeräusch (inspiratorischer Stridor) bei der Einatmung ist Zeichen einer Schwellung der Schleimhäute, wie z.B. ausgelöst durch eine allergische Reaktion oder bei einem Inhalationstrauma.

3. Durch welche Maßnahme wird der Atemweg bei einem Traumapatienten mit Verdacht auf Wirbelsäulenverletzung freigemacht?
   Antwort b
   Bei Verdacht auf eine Wirbelsäulenverletzung, die bei nicht-ansprechbaren Traumapatienten immer angenommen werden muss bis das Gegenteil feststeht, darf der Atemweg nur mit dem modifizierten Esmarch-Handgriff freigemacht werden. Das Überstrecken des Kopfes ist bei

Verdacht auf eine Verletzung der Halswirbelsäule absolut kontraindiziert. Auch die Anwendung des Esmarch-Handgriffs in der Originalversion kann zu einer Überstreckung des Kopfes und somit auch zu einer Überstreckung der Halswirbelsäule führen. Der Sellick-Handgriff soll bei einem ungeschützten Atemweg das Zurückfließen von Mageninhalt (Regurgitation) verhindern, kann aber den Atemweg nicht freimachen. Der Sellick-Handgriff ist auch als Krikoiddruck, also ein Druck auf den Ringknorpel bekannt.

4. Welche Gefahr besteht beim Einlegen eines Oropharyngealtubus bei Patienten mit noch nicht komplett erloschenen Schutzreflexen nicht?
Antwort d
Da der Ringknorpel noch unterhalb des Schildknorpels liegt, kann dieser durch Einlage eines Oropharyngealtubus nicht verletzt werden. Alle anderen Gefahren bestehen sehr wohl. Bei Patienten, bei denen die Schutzreflexe noch nicht komplett erloschen sind, ist die Einlage eines Nasophayngealtubus (Wendl-Tubus) sinnvoller, da die Schutzreflexe durch diesen nur selten ausgelöst werden können.

5. Welche Größe eines Nasopharyngealtubus ist für die meisten Erwachsenen passend?
Antwort a
Für die meisten Erwachsenen sind Nasopharyngealtuben der Größen 6–7 mm passend. Die Einschätzung der Größe eines Nasopharyngealtubus anhand der Größe des Nasenlochs des Patienten ist nicht sinnvoll. Nur selten stimmt die Größe des Nasenlochs mit dem Durchmesser des dahinter liegenden Atemwegs überein.

6. Welcher Parameter wird bei der Kontrolle der Atmung nicht beurteilt?
Antwort d
Die Messung der Sauerstoffsättigung wird bei der initialen Beurteilung nicht durchgeführt. Die Pulsoximetrie gehört zum Monitoring, das während der regelmäßigen Verlaufskontrolle eingesetzt wird. Es ist wichtig bei der Versorgung von Notfallpatienten daran zu denken, dass trotz einer guten arteriellen Sauerstoffsättigung lebenswichtige Organe mit Sauerstoff unterversorgt sein können. Deshalb müssen Notfallpatienten immer hoch dosiert (10–15 l/min) Sauerstoff erhalten.

7. Wie hoch ist die inspiratorische Sauerstoffkonzentration bei Verwendung einer Sauerstoffmaske mit Reservoirsystem?
Antwort a
Nur mit einer Sauerstoffmaske mit Reservoirsystem lassen sich hohe inspiratorische Sauerstoffkonzentrationen erreichen. Für die Verwendung

von Sauerstoffmasken gilt die Regel der „6". Sauerstoffmasken dürfen erst ab einem Sauerstofffluss von 6 Litern betrieben werden. Ein geringerer Fluss kann zu einem erhöhten Gehalt von Kohlendioxid in der Maske führen.

8. Welcher Parameter wird bei der Kontrolle des Kreislaufs nicht beurteilt?
   Antwort a
   Das EKG liefert wichtige Informationen über die elektrische Aktivität des Herzens, liefert aber keine Informationen über die mechanische Herzaktion. Bei der Kreislaufkontrolle werden Hautbeschaffenheit, Hautfarbe und Hauttemperatur; Geschwindigkeit, Qualität und Rhythmus des Pulses beurteilt.

9. Wie lange darf die Rekapillarisierungszeit bei einem 6-jährigen Kind mit normaler Perfusion dauern?
   Antwort b
   Die Rekapillarisierungszeit muss weniger als 2 Sekunden betragen. Bei Kindern kann die Rekapillarisierungszeit zur Beurteilung der Durchblutung nur herangezogen werden, wenn das Kind nicht hypotherm ist. Z. B. im Winter bei einem Schlittenunfall ist die Rekapillarisierungszeit auch bei Kindern kein verlässlicher Indikator für die Durchblutung des Kindes, da es durch die Hypothermie zu einer Vasokonstriktion und somit zu einer verminderten Durchblutung kommt.

10. Was ist zu tun, wenn bei der Beurteilung der Kreislauffunktion starke äußere Blutungen gefunden werden?
    Antwort c
    Stark blutende Wunden müssen umgehend durch manuelle Kompression gestillt werden. Allerdings darf diese Maßnahme nicht durch den Untersuchenden durchgeführt werden, da sie sonst die Gesamtbeurteilung des Patienten unnötig verzögern würde.

## Schnelle Traumauntersuchung

1. Bei welchem der nachfolgend genannten Patienten muss keine schnelle Traumauntersuchung durchgeführt werden?
   Antwort c
   Die schnelle Traumauntersuchung wird bei Patienten durchgeführt, die einen signifikanten Verletzungsmechanismus erlitten haben oder wenn der Verletzungsmechanismus unklar ist. Bei einem Patienten, der sich mit einer Kreissäge einen Finger abgetrennt hat, liegt definitiv kein signifikanter Verletzungsmechanismus vor.

2. Wie lange sollte die schnelle Traumauntersuchung maximal dauern?
Antwort a
Die schnelle Traumauntersuchung sollte nach max. 2 Minuten abgeschlossen sein. Bei der schnellen Traumauntersuchung geht es darum lebensbedrohliche Verletzungen zu finden.

3. Nach welchem der nachfolgenden Zeichen wird bei einer schnellen Traumauntersuchung nicht gesucht?
Antwort d
Während der schnellen Traumauntersuchung wird nach schweren Verletzungen, aber nicht nach EKG-Veränderungen gesucht.

4. Wo beginnt die schnelle Traumauntersuchung?
Antwort a
Sowie das ABC-Schema, ist auch die schnelle Traumauntersuchung ein systematisches Vorgehen und beginnt deshalb am Kopf des Patienten.

5. Worauf ist bei der Inspektion der Halsvorderseite als ein Zeichen für eine Abflussbehinderung zu achten?
Antwort c
Gestaute Halsvenen sind ein definitives Zeichen für eine Blutabflussbehinderung, wie sie z. B. durch einen Spannungspneumothorax verursacht wird. Ein Spannungspneumothorax kann zusätzlich zu einer Seitenverlagerung der Trachea führen. Dies ist allerdings ein sehr spätes Zeichen für das Vorliegen eines Spannungspneumothorax.

6. Worauf ist bei der Inspektion des Thorax zusätzlich zu den üblichen Verletzungszeichen nicht zu achten?
Antwort d
Die Sauerstoffsättigung findet bei der schnellen Traumauntersuchung keine Beachtung, ist aber ein wichtiger Bestandteil des Monitorings des Traumapatienten.

7. Durch welche Maßnahme wird ein Spannungspneumothorax initial behandelt?
Antwort c
Bei Vorliegen eines Spannungspneumothorax ist die umgehende Nadeldekompression lebensrettend. Hierzu wird z. B. ein Venenverweilkatheter im 2. oder 3. Interkostalraum auf der betroffenen Seite eingestochen. Wichtig ist, dass die Nadel am Rippenoberrand eingestochen wird, da um Unterrand der Rippen Gefäße und Nerven verlaufen.

8. Wie werden aus dem Abdomen herausgetretene Eingeweide behandelt?
Antwort b
Das Abdecken und Feuchthalten der herausgetretenen Eingeweide ist präklinisch die einzig sinnvolle Maßnahme. Selbstverständlich werden die Eingeweide nur in der Klinik von einem Chirurgen wieder in das Abdomen zurück verlegt.

9. Was ist zu tun, wenn bei der seitlichen Kompression des Beckens eine Instabilität auffällt?
Antwort a
Wenn bei der ersten Untersuchung eine Instabilität auftritt, wird keine weitere Kompression mehr ausgeübt. Beckenverletzungen können mit einem hohen Blutverlust einhergehen. Pro Frakturstelle des Beckens werden 500 ml Blutverlust angenommen und nur sehr selten ist das Becken an nur einer Stelle frakturiert. Beckenverletzungen sollten nach aktuellen Empfehlungen mit einer Beckenschlinge versorgt werden. Dies kann zu einer Verringerung der Blutung führen.

10. Mit welcher Merkhilfe können die wichtigsten anamnestischen Hinweise erfasst werden?
Antwort d
SAMPLE steht für Symptome, Allergien, Medikamente, Patientengeschichte, letzte Nahrungsaufnahme und Ereignisse die zum Unfall oder zur akuten Erkrankung geführt haben.

## Untersuchung des Nicht-Traumapatienten

1. Auf welche der nachfolgend genannten Eigenschaften wird bei der Beurteilung der Pupillen nicht geachtet?
Antwort b
Auf die Augenfarbe des Notfallpatienten wird bei der Beurteilung der Pupillen nicht geachtet. Sowohl Lichtreaktion, Seitengleichheit als auch Pupillengröße werden bei der Beurteilung der Pupille untersucht. Gerade die Größe der Pupille kann wichtige Hinweise liefern. Zum Beispiel führt eine Überdosierung von Opiaten zu einer Pupillenverengung (Miosis), während die Einnahme von Kokain zu einer Erweiterung der Pupillen (Mydriasis) führt.

2. Was ist bei Nicht-Traumapatienten häufig Ursache für eine Halsvenenstauung?
Antwort a
Die Rechtsherzbelastung ist bei Nicht-Traumapatienten häufig die Ursache für eine Stauung der Halsvenen. Ursache für die Rechtsherzbelas-

tung kann eine obstruktive Lungenerkrankung, wie z. B. eine chronische Bronchitis sein. Bei Traumapatienten kann eine Stauung der Halsvenen durch einen Spannungspneumothorax verursacht werden.

3. Auf was muss bei der Untersuchung des Thorax nicht geachtet werden?
Antwort d
Es muss nicht auf die Sauerstoffsättigung geachtet werden. Dagegen ist es wichtig zu achten auf: Einziehungen, Symmetrische Thoraxbewegungen und Operationsnarben.

4. Welche Hautfarbe ist bei der Inspektion der Extremitäten kein Zeichen einer krankhaften Veränderung?
Antwort c
Nur die rosige Hautfarbe ist kein Zeichen einer krankhaften Veränderung. Den Merksatz: „Normale Haut ist rosig, warm und trocken", sollte sich jeder einprägen. Alle Veränderungen der Hautbeschaffenheit, Hautfarbe und Hauttemperatur sind wichtige Hinweise auf eine gestörte Durchblutung oder eine verminderte Sauerstoffversorgung des Patienten.

5. Was muss nach der initialen Beurteilung von ansprechbaren Patienten zuerst erhoben werden?
Antwort c
In den meisten Fällen kann der Patient die wertvollsten Hinweise über sich liefern. Deshalb müssen diese Hinweise bei ansprechbaren Patienten zuerst erhoben werden. Verliert der Patient das Bewusstsein, sind Informationen nur noch von Angehörigen oder Umstehenden zu erheben oder gar nicht mehr zu erhalten.

6. Wie kann die Stärke des Schmerzes eines Patienten ermittelt werden?
Antwort d
Um Schmerz objektiv beurteilen zu können ist die Verwendung einer Schmerzskala notwendig. Da jeder Mensch Schmerzen anders empfindet ist eine Einteilung der Schmerzstärke ohne die Verwendung einer Skala sehr schwierig.

7. Welche der nachfolgend genannten Komponenten gehört nicht zur Patientenvorgeschichte?
Antwort d
Der Verletzungsmechanismus wird schon bei der Beurteilung der Einsatzstelle ermittelt. Er gehört also nicht zu den Komponenten der Patientenvorgeschichte. Der aktuelle Gesundheitszustand, Operationen und schwere Verletzungen in der Vergangenheit können wichtige Hinweise

auf das aktuelle Problem des Patienten liefern und müssen deshalb unbedingt erfragt werden.

8. Welche der nachfolgenden Fragen ist eine offene Frage?
Antwort b
Die Frage: „Können sie ihre Schmerzen beschreiben?" lässt dem Patienten viele Antwortmöglichkeiten, ist also eine offene Frage. Um wichtige Informationen gezielt abzufragen sollten nur geschlossene Fragen verwendet werden, die der Patient entweder mit ja oder nein beantworten kann. Auch bei Patienten mit Atemproblemen sollten nur geschlossene Fragen gestellt werden, da das Sprechen aufgrund der Atemnot große Schwierigkeiten bereiten kann.

9. Warum werden offene Fragen zur Ermittlung der Vorgeschichte gestellt?
Antwort a
Offene Fragen können sinnvoll sein, um den Informationsfluss in Gang zu bringen. Werden wichtige Informationen allerdings schnell benötigt, sollten geschlossene Fragen gestellt werden.

10. Wie sollte sich ein Helfer nach Möglichkeit bei der Befragung eines Patienten positionieren?
Antwort c
Sofern keine Eigengefährdung für den Helfer besteht, sollte sich der Helfer immer auf Augenhöhe des Patienten begeben. Dies ist bei Kindernotfällen von besonderer Bedeutung, um die Ängste der Kinder nicht zusätzlich zu verstärken. Neben der richtigen Positionierung kann auch das Berühren des Patienten, z. B. das Legen der Hand auf den Unterarm oder die Schulter des Patienten, die Vertrauensbasis zwischen Patient und Helfer stärken.

## Vitalzeichen – einfach nur vital

1. In welchem zeitlichen Abstand muss die Kontrolle der Vitalzeichen bei instabilen Patienten erfolgen?
Antwort c
Eine einmalige Kontrolle der Vitalzeichen reicht nicht aus, um den Zustand des Patienten korrekt zu beurteilen. Gerade bei instabilen Patienten ist eine erneute Beurteilung in kurzen Abständen (5 Minuten) und eine Verlaufsdarstellung sehr wichtig.

2. Die normale Atemfrequenz eines Erwachsenen beträgt?
Antwort a

Die normale Atemfrequenz eines Erwachsenen beträgt in Ruhe 12 – 20/min. Atemfrequenzen außerhalb dieses Bereiches sind oft Zeichen einer Verschlechterung des Patientenzustandes. Hierauf muss sofort reagiert werden, z. B. mit der Gabe von hoch dosiertem Sauerstoff (10 – 15 l/min) oder einer assistierten Beatmung.

3. Ab welcher Atemfrequenz spricht man bei einem Erwachsenen von einer Bradypnoe?
   Antwort c
   Von einer Bradypnoe spricht man bei einer Atemfrequenz < 10/min. Eine Bradypnoe kann, gerade bei zu geringem Atemzugvolumen eine assistierte Beatmung erfordern. Nur so kann der Patient mit ausreichend Sauerstoff versorgt werden. Im Übrigen darf eine Bradypnoe nicht mit einer Hypoventilation gleichgesetzt werden. Eine Hypoventilation liegt erst dann vor, wenn der Patient auch hyperkapnisch (etCO$_2$ > 45 mmHg) ist.

4. Welche pathologische Atmungsform hat als Zeichen rhythmische, abnormal tiefe Atemzüge?
   Antwort d
   Die Kussmaul-Atmung stellt sich durch rhythmische, abnormal tiefe Atemzüge dar. Sie tritt z. B. bei einem diabetischen Koma auf und ist ein Kompensationsmechanismus des Körpers um die metabolische Azidose auszugleichen.

5. Wie hoch ist die normale Herzfrequenz eines Säuglings?
   Antwort c
   Die normale Herzfrequenz eines Säuglings liegt bei 100 – 160/min. Bei Neugeborenen und Säuglingen sind Herzfrequenzen bis zu 220/min als physiologische Reaktion des Körpers z. B. auf Fieber anzusehen.

6. Wie hoch ist der normale systolische Blutdruck eines Erwachsenen?
   Antwort a
   Der normale systolische Blutdruck eines Erwachsenen liegt bei 120 – 130 mmHg. Bis zu einem Alter von 60 Jahren bleibt dieser Wert weitgehend konstant. Danach kommt es zu allmählichen Erhöhung des Blutdrucks. Als Faustformel für die obere Grenze des systolischen Blutdrucks gilt: (100 + Lebensalter) mmHg.

7. In welcher Maßeinheit wird der Blutdruckwert angegeben?
   Antwort b
   Der Blutdruck wird in mmHg (mm Quecksilbersäule) angegeben, obwohl der Druck nach den aktuellen SI-Einheiten in Pascal angegeben werden sollte.

8. Welches Hautkolorit kennzeichnet einen Sauerstoffmangel infolge inadäquater Atmung?

Antwort a

Das blaue Hautkolorit kennzeichnet einen Sauerstoffmangel infolge inadäquater Atmung. Die Blauverfärbung der Haut (Zyanose) wird im Übrigen erst bei arteriellen Sauerstoffsättigungswerten $\leq 85\%$ $SpO_2$ sichtbar.

9. Ab welcher Körperkerntemperatur spricht man von einer schweren Hypothermie?

Antwort d

Von einer schweren Hypothermie spricht man ab einer Körperkerntemperatur $< 30\,°C$. Bei Körperkerntemperaturen $< 30\,°C$ muss jederzeit mit Auftreten von lebensbedrohlichen Herzrhythmusstörungen gerechnet werden. Durch eine Reduzierung des Stoffwechsels sind die Überlebenschancen hypothermer, reanimationspflichtiger Patienten allerdings höher, als unter normaler Körperkerntemperatur. Das Gehirn kann bei einer Körperkerntemperatur von $18\,°C$ einen Kreislaufstillstand zehnmal länger tolerieren, als bei normaler Körperkerntemperatur.

10. Durch welche der nachfolgend genannten Substanzgruppen kann eine Miosis hervorgerufen werden?

Antwort b

Die Miosis gehört zur klassischen Trias einer Opiatintoxikationen. Die anderen beiden Symptome sind die Atemdepression bis hin zur Apnoe und die Bewusstseinsstörungen bzw. die Bewusstlosigkeit.

## Die regelmäßige Verlaufskontrolle

1. Wie hoch ist der maximale Wert, den ein Patient bei der Beurteilung mithilfe des Glasgow-Coma-Scale erreichen kann?

Antwort a

Der maximale Wert den ein Patient bei der Beurteilung mithilfe des Glasgow-Coma-Scale erreichen kann sind 15 Punkte. Der schlechteste Wert der erreicht wird sind 3 Punkte. Der Patient ist tief komatös. Die Glasgow-Coma-Scale wird häufig als Intubationskriterium verwendet. Bei Patienten mit Werten GCS $\leq 8$ wird eine Intubation empfohlen. Die Buchstaben P (Painful stimuli) und U (Unresponsive) aus dem AVPU-Schema entsprechen im Übrigen einer GCS $\leq 8$.

2. Welche EKG-Ableitung gehört nicht zu den Extremitätenableitungen?

Antwort a

Sowohl die Ableitungen nach Einthoven (I, II und III), als auch die Ableitungen nach Goldberger (aVR, aVL und aVR) gehören zu den Extremitätenableitungen. Die mit V 1 bis V 6 bezeichneten Ableitungen gehören zu den Brustwandableitungen.

3. Welche Frage wird bei der Sechs-Schritt-Methode zur Rhythmusinterpretation nicht gestellt?
Antwort d
Bei der Rhythmusinterpretation nach der Sechs-Schritt-Methode werden die T-Wellen nicht betrachtet. Veränderungen der T-Wellen finden sich z. B. in der frühen Phase eines Myokardinfarktes („Erstickungs-T") und bei einer Hyperkaliämie (hohes, spitzes T).

4. Wie hoch ist der normale Blutzuckergehalt eines Erwachsenen?
Antwort b
Der normale Blutzuckergehalt eines Erwachsenen liegt bei 60 – 110 mg/dl, dies entspricht 3,3 – 6,1 mmol/l. Bei Früh- und Neugeborenen und bei Säuglingen ist der Blutzuckergehalt niedriger als bei Kindern oder Erwachsenen.

5. Wie hoch ist normale endtidale $CO_2$-Gehalt?
Antwort a
Der normale endtidale $CO_2$-Gehalt liegt bei 35 – 45 mmHg. Der normale Kohlendioxidpartialdruck wird mit 40 mmHg angegeben. Der $CO_2$-Gehalt kann auch in Vol.-% angegeben werden. Die Umrechnungsformel von mmHg in Vol.-% ist: 1 Vol.-% = 7 mmHg. Somit ergibt sich bei einem $etCO_2$ von 35 mmHg ein $etCO_2$ von 5 Vol.-%.

6. Wie hoch ist der Sauerstoffpartialdruck der Umgebungsluft auf Meereshöhe?
Antwort b
Der Sauerstoffpartialdruck der Umgebungsluft liegt auf Meereshöhe bei 159,21 mmHg. In höheren Regionen ist der atmosphärische Druck geringer. So liegt der Gesamtluftdruck auf dem Mont Blanc (4810 m über Meereshöhe) nur noch bei 416 mmHg gegenüber 760 mmHg auf Meereshöhe.

7. Bei welcher Erkrankung stellt sich das Kapnogramm als „Haifischflossenform" dar?
Antwort b
Bei Patienten mit Asthma ist die Ausatemphase verlängert. Dies führt zu einem langsameren Anstieg des Kohlendioxidgehaltes in der Ausatemluft und zu dieser charakteristischen Form des Kapnogramms.

8. Wie hoch ist der arterielle Sauerstoffpartialdruck eines gesunden jungen Erwachsenen?

Antwort c

Der arterielle Sauerstoffpartialdruck eines gesunden jungen Erwachsenen liegt bei 100 mmHg. Mit zunehmendem Alter reduziert sich der Sauerstoffpartialdruck. Als Schätzregel hierfür gilt: Sauerstoffpartialdruck: $100 - (\text{Lebensalter} : 2)$.

9. Welche der nachfolgend genannten Vergiftungen kann bei der Pulsoximetrie falsch hohe Werte liefern?

Antwort c

Neben der Kohlenmonoxidvergiftung, kann auch eine Vergiftung mit Methämoglobinbildnern zu falsch hohen Werten bei der Pulsoximetrie führen.

10. Ab welcher Kohlenmonoxidkonzentration ist mit dem Tod eines Menschen zu rechnen?

Antwort d

Die tödliche Kohlenmonoxidkonzentration liegt bei Werten > 60%. Bei einer Kohlenmonoxidvergiftung ist nicht die Dauer der Giftaufnahme, sondern die Konzentration des Giftes entscheidend. Gefährlich sind auch geringere Konzentrationen, die häufig nur zu den Symptomen Übelkeit und Erbrechen führen. Nicht selten werden diese Symptome, insbesondere wenn mehrere Personen betroffen sind, als Lebensmittelvergiftung fehlinterpretiert. Somit wird die Gasquelle nicht erkannt und die Kohlenmonoxidkonzentration kann so schnell tödliche Konzentrationen erreichen.

# Literatur

Elling, B., Elling, K., Principles of Patient Assessment in EMS, Thomson Delmar Learning, 2003.

Helbock, M. Jerin, J., Sick Not Sick A Guide to Rapid Patient Assessment, Jones and Bartlett Publishers, 2000.

Bledsoe, B., Porter, R., Cherry, R., Paramedic Care, Principles & Practice, Volume 2, Patient Assessment, Second Edition, Pearson Education, 2006.

Sanders, M., Mosby's Paramedic Textbook, Third Edition, Elsevier Mosby, 2005.

Stoy, W., Platt, T., Lejeune, D., Mosby's EMT-Basic Textbook, Second Edition, Elsevier Mosby, 2005.

Aehlert, B., PALS Pediatric Advanced Life Support Study Guide, Revised Second Edition, Elsevier Mosby, 2007.

Pollak, A., Intermediate Emergency Care and Transportation of the Sick and Injured, Jones and Bartlett Publishers, 2005.

Pollak, A., Nancy Caroline's Emergency Care in the Streets, Sixth Edition, Jones and Bartlett Publishers, 2007.

Caroline, N., Emergency Care in the Streets, First Edition, Little, Brown and Company, 1979.

Friedrich, H., Eigensicherung im Rettungsdienst, Stumpf + Kossendey Verlag, 2006.

Campbell, J., Präklinische Traumatologie, 5. aktualisierte Auflage, Pearson Studium, 2007.

# Glossar

| | |
|---|---|
| Affinität | Bindungsfähigkeit. |
| Airway | Engl., med., der Atemweg, aber auch Bezeichnung eines Tubus |
| Amphetamine | Zu den Sympathomimetika gehörende Substanzen. Anregung des ZNS, heben die Stimmungslage bis zur Euphorie. Bei längerer Anwendung tritt ein Gewöhnungseffekt auf, der häufig eine Dosissteigerung bis hin zur Sucht nach sich zieht. |
| Analgetika | Schmerz hemmende Mittel. |
| Anilin | Ausgangsprodukt zur Arzneimittel-, Farb- und Kunststoffherstellung. |
| Ansiokorie | Ungleiche Weite der Pupillen. |
| Apnoe | Atemstillstand. |
| Atemhilfs-muskulatur | Bei erschwerter Atmung können zusätzliche Muskelgruppen an der Atmung beteiligt sein. Teile der tiefen Halsmuskulatur und der Schultergürtelmuskulatur ziehen von der Halswirbelsäule und dem Schultergürtel zu den oberen Rippen. Sie können die Einatmung, also die Thoraxhebung, unterstützen. Bei der Ausatmung kann die Kontraktion der Bauchmuskulatur helfen. |
| Atemminuten-volumen | Das in einer Minute veratmete Luftvolumen (Abk.: AMV) Berechnungsformel: AMV = Atemzeugvolumen X Atemfrequenz. |
| Atemzug-volumen | Die pro Atemzug eingeatmete Luftvolumen, ca. 6 – 8 ml/kg KG (Abk.: AZV). |
| Atmung, inverse | Auch „Schaukelatmung", der Brustkorb zieht sich bei der Einatmung nach innen und der Bauchraum wölbt sich vor. Diese Atmungsform kommt bei kompletter Verlegung der oberen Atemwege z. B. durch Fremdkörper vor. |
| Atmung, paradoxe | Vorkommen bei Rippenserienfrakturen. Im Bereich der Frakturen senkt sich der Brustkorb bei der Einatmung und hebt sich bei der Ausatmung. |
| Auskultation | Das Abhören von Geräuschen, die im Körperinnern entstehen, besonders Lunge und Herz. |

| | |
|---|---|
| AVPU-Schema | Schema zur Beurteilung des Bewusstseinsgrades eines Patienten. |
| Axillarlinie | Axillar = zur Achsel bzw. Achselhöhe gehörend. Begriff aus den Lage- bzw. Richtungsbezeichnungen des menschlichen Körpers. Unterscheidung in vordere, mittlere und hintere Axillarlinie. |
| Azidose | Überschuss sauer reagierender Stoffe im Blut. |
| Betablocker | Medikamentengruppe die zur Gruppe der Sympathikolytika gehört. Blockade der Betarezeptoren. Verwendung zur Therapie von bestimmten Herzrhythmusstörungen, Bluthochdruck und Durchblutungsstörungen der Koronargefäße. |
| Biot | Camille, französischer Arzt im 19. Jh., Beschreibung der, nach ihm benannten pathologischen Atmungsform. |
| Bradykardie | Verlangsamte Herzschlagfolge. Bei Erwachsenen wird eine Pulsfrequenz < 60/min wird als relative Bradykardie, eine Pulsfrequenz < 40/min als absolute Bradykardie bezeichnet. |
| Breathing | Engl., die Atmung, der Atmungsvorgang. Im Rahmen des ABC-Schemas bezeichnet der Begriff sowohl die Atmung, als auch die Beatmung. |
| Broncho-konstriktion | Verkrampfung der Bronchialmuskulatur. |
| Carboxy-hämoglobin | Mit Kohlenmonoxid beladenes Hämoglobin. Diese Form des Hämoglobins kann keinen Sauerstoff transportieren. |
| Cheyne | John (1777–1836), schottischer Arzt. Beschreibung der, nach ihm und Stokes benannten pathologischen Atmungsform. |
| Circulation | Engl., die Zirkulation, der Kreislauf. |
| COPD | **C**hronic **O**bstructive **P**ulmonary **D**isease. (Chronisch obstruktive Lungenerkrankung, z. B. chronische Bronchitis). |
| Dehydratation | Entzug von Wasser. |
| Demand-Ventil | Engl., der Bedarf. Wird zur Beatmung und Sauerstoffapplikation eingesetzt. Das Ventil öffnet sich nur durch den negativen Druck, z. B. bei der Einatmung. |

| | |
|---|---|
| Desoxyhämo-globin | Nicht mit Sauerstoff beladenes Hämoglobin. |
| Diabetes mellitus | Zuckerkrankheit. |
| DIN | Abkürzung für: Deutsches Institut für Normung e. V. |
| Disability | Engl., Unvermögen, Unfähigkeit. Im Rahmen des ABC-Schemas bezeichnet der Begriff den neurologischen Status des Patienten. |
| Diskonnektion | Lösung einer Verbindung, hier Lösen des Tubus vom Beatmungsgerät. |
| Dislokation | Lageveränderung, Veränderung der normalen Lage. |
| Dosieraerosol | Treibgashaltige in Blech- oder Glasgefäße abgefüllte Medikamente. Das Dosierventil gibt auf den jeweiligen Druck eine der Dosierkammergröße und Wirkstoffkonzentration entsprechende Wirkstoffmenge frei. |
| Drehstrom | Dreiphasenstrom. Ein System aus drei Wechselströmen, die um 120° gegeneinander verschoben sind. |
| Dyspnoe | Gestörte Atmung. |
| Ecstasy | Halluzinogene Designerdroge. |
| Ein- oder Zweiwort-dyspnoe | Durch eine Atemstörung z. B. Asthmaanfall bedingt, können die Patienten selten mehr als ein oder zwei Worte sprechen ohne wieder Luft holen zu müssen. |
| Elimination | Beseitigung, Entfernung. |
| Emphysem | z. B. Lungenemphysem: Aufblähung der Lungenbläschen. Hautemphysem: Luftansammlung im Unterhautgewebe. |
| EN | Europäische Normen. |
| Endexspira-torisch | Am Ende der Ausatmung. |
| Endtidal | Am Ende der Ausatmung. |
| Environment | Engl., Umgebung, Umfeld. Wird im Rahmen des ABC-Schemas teilweise im Zusammenhang mit dem Buchstaben „E" verwendet. |
| Epiglottis | Der Kehldeckel. |

etCO$_2$           Endtidaler CO$_2$-Gehalt.

Euphorie           Zustand gesteigerten Hochgefühls.

Exponent           Hochzahl, besonders in der Potenz- und Wurzelrechnung.

Exponential-       Mathematische Funktion.
funktion

exponentiell       Gemäß einer Exponentialfunktion verlaufend.

Exposure           Engl., Entblößung, Aussetzen. Im Rahmen des ABC-
                   Schema ist hiermit das Entkleiden und Untersuchen des
                   Patienten gemeint.

Extrasystole       Vorzeitige Herzaktion.

FiO$_2$            Inspiratorische Sauerstoffkonzentration.

Flush              Engl., Erröten, Röte. Z.B. im Zusammenhang mit aller-
                   gischen Reaktionen auftretende Hautrötung.

fokussiert         Auf einen zentralen Punkt ausgerichtet. Im Zusammen-
                   hang mit der Krafteinwirkung auf den Körper hat die Kraft
                   hier nur auf einen zentralen Punkt gewirkt.

Fraktur            Med., Knochenbruch.

generalisiert      Verallgemeinern. Im Zusammenhang mit der Krafteinwir-
                   kung auf den Körper hat die Kraft hier auf den gesamten
                   Körper eingewirkt.

Glasgow-           Skala zur Bewertung einer Bewusstseinsstörung. Dieses
Coma-Scale         Schema wurde 1974 von den schottischen Neurochirurgen
                   Teasdale und Jennett an der Universität Glasgow in Schott-
                   land entwickelt.

Gleichstrom        Elektrischer Strom, der immer in die gleiche Richtung
                   fließt (Gegenteil = Wechselstrom), Abk.: DC.

Guedel             Arthur Ernest (1883–1956), amerikanischer Anästhesist.
                   Neben der Entwicklung des nach ihm benannten Oropha-
                   ryngealtubus, Entwicklung der nach ihm benannten Nar-
                   kosestadien.

GUV                Gesetzliche Unfallversicherung.

Halluzination      Sinnestäuschung, Trugwahrnehmung.

Halluzinogen       Halluzinationen hervorrufend.

| | |
|---|---|
| Hämoglobin | Roter Blutfarbstoff, dient dem Transport von Sauerstoff und Kohlendioxid. |
| Hautkolorit | Hautfarbe. |
| Hyperglyk-ämie | Stark erhöhter Zuckergehalt des Blutes. |
| Hyperkapnie | Erhöhter $CO_2$-Gehalt, z.B. verursacht durch eine Hypoventilation. |
| Hypertension | Gesteigerte Gefäß- oder Muskelspannung. Hier: Bluthochdruck. |
| Hyperthermie, maligne | Lebensbedrohliches Krankheitsbild, das bei entsprechender Disposition insbesondere durch Inhalationsnarkotika und depolarisierende Relaxantien ausgelöst wird. Bei der malignen Hyperthermie ist die Wärmeproduktion im Skelettmuskel erhöht. Ohne adäquate Behandlung führt die maligne Hyperthermie häufig zum Tod. |
| Hyperthyreose | Überfunktion der Schilddrüse. |
| Hypertonie | Bluthochdruck. |
| Hyper-ventilation | Übersteigerte $CO_2$-Elimination (Hypokapnie). |
| Hypoglykämie | Stark herabgesetzter Zuckergehalt des Blutes. |
| Hypokapnie | Verminderter $CO_2$-Gehalt, z.B. verursacht durch eine Hyperventilation. |
| Hypotension | Verminderte Gefäß- oder Muskelspannung. Hier: Zu niedriger Blutdruck. |
| Hypothalamus | Teil des Zwischenhirns. Sitz mehrerer vegetativer Regulationszentren. |
| Hypotonie | Zu niedriger Blutdruck. |
| Hypo-ventilation | Unzureichende $CO_2$-Elimination (Hyperkapnie). Der Begriff darf nicht mit einer Bradypnoe gleichgesetzt werden. |
| Hypovolämie | Volumenmangel, z.B. durch Blutverlust. |
| Hypoxämie | Sauerstoffmangel im Blut. |
| Hypoxie | Sauerstoffmangel im Gewebe. |
| Ibuprofen | Nicht-opioides Schmerzmittel. |

| | |
|---|---|
| ID | Innendurchmesser. |
| Ikterus | Gelbsucht, Gelbfärbung der Haut. |
| Infrarot-spektroskopie | Spektroskopie im infraroten Spektralbereich (Infrarot) zur qualitativen und quantitativen chemischen Analyse. Die IR-Spektren werden (meist in Absorption) mit Infrarot-spektrometern aufgenommen. |
| Interkostal-raum | Zwischenrippenraum. |
| intrakraniell | Innerhalb des Schädel lokalisiert. |
| Isokorie | Pupillengleichheit. |
| Jugulum | „Drosselgrube", natürliche Einsenkung an der Halsvorder-seite, oberhalb des Brustbeins. |
| Kapnographie | Verfahren zur Ermittlung und Aufzeichnung des Kohlen-dioxidgehaltes in der Atemluft. Der ermittelte Wert wird numerisch und als Kapnogramm dargestellt. |
| Kapnometrie | Verfahren zur Ermittlung und Aufzeichnung des Kohlen-dioxidgehaltes in der Atemluft. Der ermittelte Wert wird numerisch dargestellt. Darstellung als Farbumschlag bei speziellen Einweg-Kapnometern. |
| kompensato-risch | ausgleichend. |
| Koronargefäße | Herzkranzgefäße. |
| Korotkow-Geräusch | bei der Blutdruckmessung wahrnehmbares Geräusch in der Arterie an der Grenze zwischen systolischem und dia-stolischem Blutdruck infolge Einengung der Gefäßlichtung durch die Blutdruckmanschette. |
| Kortikoid | Nebennierenrindenhormon. Hier: Medikamente, die die-sen Hormonen ähnlich sind. |
| kristalloid | Hier: kristalloide Infusionslösungen, diese enthalten ledig-lich Elektrolyte. |
| Kussmaul | Adolf (1822 – 1902), deutscher Arzt. Beschreibung der nach ihm benannten pathologischen Atmungsform. |
| Laryngo-spasmus | Krampfhafte Verengung oder Verschließung der Stimm-ritze. |

| | |
|---|---|
| MAD-System | Spritzenaufsatz zur nasalen Applikation bestimmter Medikamente, z. B. Dormicum®. Durch die spezielle Bauart wird das Medikament zerstäubt und im oberen Bereich der Nasenhöhle aufgenommen. |
| Menstruation | Periodisch auftretende Blutung aus der Gebärmutter. Regelblutung. |
| Messküvette | Gefäß für optische Untersuchungen. |
| Methämoglobin | Oxidationsform des roten Blutfarbstoffs. Enthält dreiwertiges Eisen und kann somit keinen Sauerstoff binden. |
| Miosis | Pupillenverengung, z. B. bei Vergiftungen mit Opiaten wie Heroin. Umgangssprachlich: Stecknadelkopfgroße Pupillen. |
| mmHg | Eine Bezeichnung für den Druck. mm Quecksilbersäule. |
| Mydriasis | Pupillenerweiterung, normal bei Verdunklung. Krankhaft bei Vergiftungen mit z. B. Atropin. |
| Nadeldekompression | Lebensrettende Maßnahme zur Entlastung eines Spannungspneumothorax. Hierzu wird eine ausreichend große Nadel (z. B. Venenverweilkatheter 14 G) auf der betroffenen Brustkorbseite in Höhe in den 2. oder 3. Interkostalraum senkrecht eingestochen. Die Nadel muss hierbei am Oberrand der Rippe eingestochen werden, da am Unterrand Blutgefäße und Nerven verlaufen. |
| Nasopharyngealtubus | Atemwegshilfe, z. B. Wendl-Tubus. Der Tubus wird über die Nase in den Rachenraum eingeführt. Achtung: Kein Aspirationsschutz! |
| Newton | Isaac (1643–1727), englischer Mathematiker, Physiker und Astronom. Newton gilt als Begründer der klassischen theoretischen Physik. |
| Opioid | Opium ähnliche Wirkung. |
| Oropharyngealtubus | Atemwegshilfe, z. B. Guedel-Tubus. Der Tubus wird über den Mund in den Rachenraum eingeführt. Achtung: Kein Aspirationsschutz! |
| Oxygenation, hyperbare | Sauerstoffbehandlung in einer Druckkammer mit höherem Umgebungsdruck > 2 bar. |
| Oxyhämoglobin | Mit Sauerstoff beladenes Hämoglobin. |

Palliation  Linderung, Erleichterung.

Palpation  Abtasten.

Partialdruck  Teildruck. Z. B. der Druck eines Gases in einem Gasgemisch.

$pCO_2$  Kohlendioxidpartialdruck.

Perfusion  Durchströmung eines Hohlorgans oder der Blutgefäße mit einer Körperflüssigkeit. Der Begriff wird häufig in Verbindung mit Nahrung, der Reinigung von Gewebe und dem Blutkreislauf genutzt.

Perkussion  Untersuchung durch Beklopfen der Körperoberfläche und Deutung des Klopfschalls.

Photodetektor  Bauelement, das eine elektromagnetische Strahlung im sichtbaren Wellenlängenbereich und in angrenzenden Wellenlängenbereichen in elektrische Signale umwandelt.

Polydipsie  Krankhaft gesteigerter Durst.

Polyurie  Krankhaft vermehrte Harnausscheidung.

Provokation  Herausforderung. Hier: Verschlimmerung von z. B. Schmerzen durch bestimmte Bewegungen.

PSA  Persönliche Schutzausrüstung gemäß GUV-R 2106.

Pulsamplitude  Unterschied zwischen dem Spitzendruck der Systole und dem Minimaldruck der Diastole.

Puls-CO-Oximeter  Oximeter zur Messung der arteriellen Sauerstoffsättigung, des Carboxyhämoglobin- und des Methämoglobingehaltes des Blutes.

Pulsoximetrie  Verfahren zur Ermittlung und Aufzeichnung der arteriellen Sauerstoffsättigung.

Regurgitation  Rückfluss von festen oder flüssigen Nahrungsbestandteilen aus Magen oder Speiseröhre.

Rekapillarisierung  Zeit die das Blut benötigt leere Kapillaren wieder aufzufüllen (z. B. Nagelbettprobe).

Riva-Rocci  Scipione (1863–1937), italienischer Kinderarzt. Er erfand 1896 das nach ihm benannte Blutdruckmessgerät (Riva-Rocci-Apparat).

Salbutamol  Bronchialkrampf lösender Wirkstoff.

| | |
|---|---|
| SAMPLE | Merkhilfe zur Erhebung einer Kurzanamnese. |
| $SaO_2$ | Arterielle Sauerstoffsättigung |
| Sauerstoff-konzentrator | Gerät zur Sauerstoffgabe. Wird meist im Heimbereich verwendet. Diese Geräte filtern den Sauerstoff aus der Umgebungsluft und führen ihn den Patienten über eine Schlauchleitung zu. |
| Sedativa | Beruhigungsmittel, häufig aus der Wirkstoffgruppe der Benzodiazepine (z. B. Dormicum®). |
| Sellick-Handgriff | Senkrechter Druck auf den Ringknorpel zur Verhinderung der Regurgitation. Entwickelt und beschrieben von Brian Sellick (engl. Anästhesist) im Jahr 1961. |
| signifikant | Bedeutsam, wichtig, erheblich erkennbar, kennzeichnend, typisch. |
| Sinusknoten | Physiologischer Schrittmacher des Herzens. |
| Sklera | Lederhaut des Auges. |
| Spannungs-pneumothorax | Eindringen von Luft in den Pleuraraum mit Anstieg des Drucks im Pleuraraum. |
| Spannungs-trichter | Trichterförmige Spannungsverteilung um einen, am Boden liegenden Stromleiter. |
| SpCO | Kohlenmonoxid-„Sättigung" des Hämoglobins. Mit einem Puls-CO-Oximeter ermittelt. |
| $SpO_2$ | Arterielle Sauerstoffsättigung, die mit einem Pulsoximeter ermittelt wurde. |
| Stokes | William (1804–1878), irischer Arzt. Beschreibung der, nach ihm und Cheyne benannten pathologischen Atmungsform. |
| Stridor | Pfeifendes Atemgeräusch. |
| subkutan | Unter der Haut befindlich. |
| supraklavi-kulär | Oberhalb des Schlüsselbeins liegend. |
| supraventri-kulär | Oberhalb der Herzkammern (Ventrikel) gelegen. |
| symmetrisch | Gleich, ebenmäßig. |

| | |
|---|---|
| Sympathiko-lytika | Wirkstoffe, die in der Lage sind die Wirkung des Sympathikus zu verhindern. |
| Tachykardie | Beschleunigte Herzschlagfolge. Bei Erwachsenen gelten Werte > 100/min als Tachykardie. |
| Totraum-volumen | Luftvolumen, das nicht am Gasaustausch teilnimmt. Schätzregel: 2 ml/kg KG. |
| Trachea | Luftröhre. Bei Erwachsenen hat die Luftröhre eine ungefähre Länge von 10 – 12 cm und einen Durchmesser von 11 – 12,5 mm. Sie besteht aus 16 – 20 hufeisenförmigen Knorpelspangen. |
| TRBA | Technische Regel für biologische Arbeitsstoffe. |
| Trias | Gruppe von jeweils drei Symptomen. |
| Vaso-konstriktion | Gefäßverengung durch Kontraktion der glatten Gefäßmuskulatur. |
| Vegetativ | Dem Willen nicht unterliegend (von Nerven). |
| Ventilation | Belüftung der Lungen. |
| Wechselstrom | Elektrischer Strom mit zeitlicher wechselnder Fließrichtung. In Deutschland hat der Wechselstrom eine Frequenz von 50 Hertz. (Gegenteil = Wechselstrom). Abk.: DC. |
| Wendl | Johann Karl, Arzt. Einführung des nach ihm benannten Nasopharyngealtubus im Jahr 1958. |

# Index